悅自心中來

自學冥想必讀手冊　40個完整脈輪冥想練習導引

Vrksa薇莎——著

「Vrksa」在梵文中是菩提樹的「樹」這個字，讀音近似「維恰」，所以取其相近音字「薇莎」，作爲我的靈性名字。取靈性名字的用意，在於當爲個案進行靈氣能量導引時，或與他人進行靈性與能量溝通表達的當下，是以內在高我，卽靈魂揚升的高度狀態下來進行交流及對談，並非是以身體的小我，這個肉身的狀態下進行的，因此透過呼喊靈性姓名，可以避免能量在高我與小我之間往返，保持在靈性感知的狀態下，以「Vrksa—薇莎」這個身份來進行交流。「Vrksa」的由來，在於幾次練習「回到生命讀書館」請求靈性名字的指引時，總是看到，更明確的說法是感知到，因爲冥想時，雙眼是閉上的，感知到我的生命如同一棵參天大樹，樹根交錯縱橫、密密麻麻的盤繞扎根在大地之上，樹幹碩壯挺拔、高聳入天，枝繁葉茂，綠葉中有無數的閃耀金光，彷彿意喻接引宇宙的星光，透過碩壯大樹，分享予大地上的人們。秉持這份意喻，希望分享美好的靜心活動予更多需要者。

十年來的靈性學習，自學天使脈輪冥想、道家小周天循環、光之橋自我療癒冥想，更自行融會貫通分享「鳶尾花淨化冥想」、「樹與七脈輪連結冥想」、「蓮花脈輪冥想」、「太極天星姿氣功與十二脈輪」、「脈輪舞動」、「光的療癒旅程」及各種精油結合脈輪冥想的練習。

目錄
CONTENTS

自序——莫忘初衷……9

順著生命之流……14

脈輪冥想導引練習……19

- 找回妳的力量……22
- 脈輪簡述……24
- 氣場簡述……25
- 瞭解冥想……28
- 從愛出發，體驗脈輪……29
- 練習前準備……30
  - 練習呼吸……30
  - 坐墊……31
  - 大毛巾或薄毯……32
  - 白開水……33
  - 上廁所……33
  - 蠟燭……34
  - 音樂……34

耳機 …… 35
線香或精油擴香 …… 35
穿著寬鬆衣物 …… 36
坐姿 …… 36
手勢 …… 37
如何使用本書 …… 39
方法一 …… 39
方法二 …… 39
心輪 …… 42
練習導引一 完整心輪 …… 43
練習導引二 愛的能量 …… 47
海底輪 …… 52
練習導引一 大地合一 …… 53
練習導引二 生命踏實 …… 55
臍輪 …… 60
練習導引一 橘光溫泉 …… 61
練習導引二 連結勇氣的力量 …… 63
太陽神經叢輪 …… 68

練習導引一 內在小太陽 …… 69
練習導引二 陽光精華 …… 71
喉輪 …… 75
練習導引一 連結天空 …… 76
練習導引二 說出內在的聲音 …… 78
眉心輪 …… 82
練習導引一 星際無邊 …… 83
練習導引二 海潮 思潮 …… 85
頂輪 …… 89
練習導引一 醍醐灌頂 …… 90
練習導引二 高我合一 …… 92
同步練習七脈輪 …… 94
練習導引一 雨水淨化 …… 95
練習導引二 大地的禮物 …… 97
香味魔法師，讓自己更幸福 …… 99
精油 …… 100
海底輪 廣藿香、岩蘭草 …… 102
臍輪 茉莉、快樂鼠尾草 …… 106

太陽神經叢輪　檸檬香茅、羅馬洋甘菊 …… 109
心輪　佛手柑、玫瑰原精 …… 113
喉輪　玫瑰草、綠花白千層 …… 116
眉心輪　胡椒薄荷（歐薄荷）、迷迭香 …… 120
頂輪　高地薰衣草、乳香 …… 124
七個脈輪同時擴展　台灣頂級檜木、東印度邁索爾60年特級老檀香 …… 129
線香 …… 134
海底輪　海南藥用降眞、沉水降眞 …… 136
臍輪　台灣檜木 …… 138
太陽神經叢輪　百年香柏 …… 139
心輪　古崖柏 …… 140
喉輪　寮國香杉 …… 142
眉心輪　東非老山頭檀香 …… 144
七個脈輪同時擴展　頂級惠安靜思香 …… 146
多采多姿的脈輪練習 …… 149
連續一周綠光心輪修鍊 …… 149

淋浴淨化⋯150
殊途同歸⋯152
脈輪冥想結合太極拳⋯152
脈輪冥想結合穴位⋯153
脈輪冥想結合臼井靈氣⋯155
脈輪冥想結合內在小孩⋯156
脈輪冥想結合手印⋯157
脈輪冥想結合曼陀羅彩繪⋯158
練習後可能有的疑問⋯160
學伴心得分享⋯167
找回自己的靈性學習之路——翁慧娟⋯167
大雪山靜心之旅——邱小鳳⋯174

自序——莫忘初衷

對於這本書，我希望它是一本可以協助妳勇敢地開啟靈性學習的工具書，書中除了分享人體七大脈輪冥想練習的導引外，也邀請學習脈輪與太極的新學伴——慧娟，分享靈性學習之路，帶給生命與生活的成長和改變。靈性學習所帶來的改變是非常緩慢地，當妳突然回首時，才體悟到這些美好的禮物，很可惜，在學習的路上，我沒能隨時利用書寫來紀錄這一切，雖然知道改變後看待人、事、物的感受都不同了，但細微的感動與美好，卻還是無法完整描述出來，因此，非常感謝慧娟、小鳳願意分享她們美好靈性學習旅程中點點滴滴，希望藉此能吸引妳、鼓勵妳走向生命的道路。

每次有新的伙伴參加脈輪冥想活動，學伴們總會談笑提起，十年前和我接觸時，我嚴肅的態度和那張不苟言笑的酷臉，實在令人難以接近，甚至害怕、惶恐，實在難和現在總是笑臉迎人的我連想在一起，變得很有親和力，靠近時，有股溫和的吸引力，有些不願向好友、好同事傾訴的心事，在我的面前，卻能自然的傾吐、流露，並且感覺釋懷地解脫。這是靈性學習帶來的轉變之一，在生活中、生命中還有許多美好已經或正在發酵中，這種身心的調整，我分享再多也沒有用，最重要的是妳願意親身來體會、感受，成就更美好的自已，重新認識自己、感受自己、關愛自己、保養自己，甚至以己之力所能範圍內樂於分享。

從學生時期開始，作文從來不是我的強項，若意外拿了高分，這篇一定是議論文，向來擅長論理不懂抒情的我，寫這本書的動機，單純來自於某一天的早晨，《悅自心中來》這5個字突然從我的腦海跳出來，對於寫書這種起心動念，是不曾有也不敢有過的念想，不願坦然接受新挑戰的我，便在心中與內在的自己討價還價著「如果在網路書店找不到這書名，我就集結長期練習的體驗與感知，寫成一本讓大家簡易自學的書」。下一刻答案揭曉，網路搜尋的結果，真的沒有這個書名，這個結果猶如當頭棒喝，喚醒睡夢中萌生的始命感，從而促成我的生命新任務，有機會與大家共同分享靈性學習的美好，感受回歸平靜的幸福。

在此要先特別說明一下，本書中的第三人稱均以女字部的「妳」，而非慣用統稱「你」來表示，並非這本書只適合女性閱讀，而是希望讀者以心中最感性、溫柔、善良智慧的一面來感受它，有的靈性書以「女性力量」來表示，但個人覺得「女性力量」與「男性力量」的用詞，無法明確表達內在感知層面的狀態，還是喜歡以「感性、溫柔」來表達內在的這種感覺，vrksa平時和身心靈學習的伙伴們分享資訊時，已經非常習慣用「妳」字進行互動，希望讀者們能敞開心房，再內在最細柔的感知來體驗書中的冥想指引。

如果妳還對於靈性學習感到不確定，甚至徬徨不前者，歡迎妳透過這本書與我們連結在一起，相伴學習，有些改變、臣服與相信後的美好，必須由妳親自體驗才能明白，而這樣的美好感受，不是因爲它變得完美無缺，而是因爲妳的心改變了，願意更多的傾聽與查覺互動之間的甜蜜因子，然後依照妳的意願，全然接受一切，所以妳的生命、妳的內心變得完整，認同一切都是美好的安排，以妳最純淨的心，拿回表達內在勇氣、智慧與安定的力量。

靈性學習並不會帶走妳的喜怒哀樂，而是會讓妳用更好的方式來表達自己的意見與情緒，當妳生氣時，可以更快的讓心平靜下來，放下大腦製作出的一切假象與擔憂，透過充滿愛的力量，去溝通化解阻礙，爭吵自然減少，怒氣與煩憂發酵時間縮短，慢慢地找回內在眞實的自我，然後，有一天妳突然發現，原來靈性帶給妳的改變是如此的豐盛。

透過靈性學習，開始學會慢下腳步，放慢的生活步調並不會影響處理事物的效率，反而在每個當下更專注、放鬆，清楚事情處理的先後順序，事情處理起來也事半功倍，簡而言之「在適當的時間做適當的事」，並且自然懂得細心體會周遭一切的善與美，品味出親人嚴厲話語中的溫情，讓人在不知不覺中，改變生活品質，發掘生命中的喜樂，生命與生活一點一滴開始變的不一樣了，學到喜樂、感到滿足、懂得感恩，更願意分享美好的體驗。

靈性學習的方法有許多種，最終仍是殊途同歸，除非它不是帶妳走回正確道路的法門，最終要學習的就是回歸內在的平靜，如同一片靜止不動的湖面般，清澈且無一絲波瀾，偶爾也許有片葉子落在湖面，泛起一圈圈漣漪，但很快的就能讓它回到平靜安在的狀態，讓妳的心安定下來，讓妳的生命如光閃耀，讓妳的喜悅源源不絕，最後讓妳懂得「富足自己，分享自己」，然後啟動更多的愛與慈悲。

也許妳、我的功力都還不足夠，無法立即醒悟許多智者所述的大智慧，但在這條回家的路上，希望可以透過這本書，想與尚未開始探索靈性學習，或是剛開始學習靈性靜坐的朋友們分享，每次回歸內在連結最高智慧時，所帶給我的練習感知，跟隨指引進行的冥想步驟，妳得先認知它是一本工具書，而非理念導引說明書，也希望渴求靈性感知的妳，先別急著溢注龐大投資滿足妳的靈性渴望，請停下腳步，讓妳憑藉自己的力量，透過專注回歸內在自我，並且願意持之以恆的練習，讓自己踏上靈性的道路，找回身心靈的平衡點，以學習關照自我身心靈的健康爲起點，一滴一點開始重新認識自己，面對生命與人生中不斷重覆出現的課題，以多層面向來瞭解它，並理解情緒的產生與抒發，醒悟後透過轉念來釋放執著與傷痕，如此自然而然地把靈性學習帶入妳的生活中，接著妳將慢慢感受及驚喜於妳的生命與生活，如何發生潛移墨化的影響和改變，開創與家人、朋友共有的美好與喜悅。

任何的學習不二法門便是持之以恆的練習，無論脈輪冥想或太極拳均循此理，透過起初的學習熟稔，從形到內的探知，才能逐步體悟各法門奧妙、道義之所在，因此任何靈性學習只要秉持恆心爲基，臣服爲鑰，善念爲本，自然得以開啟一扇又一扇回到宇宙光源中心的家，得眞正無無明和慈悲爲愛的生命智慧，讓喜悅從內在自然散發，且薰染四周一切萬物。

順著生命之流

Vrksa開始學習脈輪冥想的初衷，應該和許多人一樣，就是「壓力大」，壓力來自工作，也來自家庭生活，當時的我，剛承接一項嶄新的業務，加上要求完美的固執性格，讓自己壓力倍增，整日都無法放鬆，連睡眠時身體也處於緊繃狀態，腦袋裏有太多的計畫和構想，轉個不停，常期壓力且無法好好放鬆的狀況下，身體開始直接傳達負能量累積過多的訊息，肩膀和手部是最明顯感知到訊息的部位，從起初的酸痛，慢慢變僵硬發麻，還曾經拚到身體右半邊麻到握不起拳頭而就醫，所幸無大礙，就是需要適當的休息與放鬆。「無法放鬆」這問題困擾我許久，我的鄰座同事也爲同樣的狀況而不得其解，於是我們單純地只想「讓身心放鬆，讓自己好好休息」的動機，開始積極向外尋求學習資源，透過一位極有靈性的同事，費盡心思的籌劃與推動，開始脈輪靜心之旅，也促成我們這群脈輪冥想的原始班底。追求「鬆」，就是我靈性學習旅程的第一把鑰匙。

2013年接觸脈輪冥想第一堂課後，就深深地迷戀上它，第一堂課雖然還體驗不到眞正的放鬆和內觀感知，但冥想過程中，確實讓不曾停歇運轉地思緒有了短暫的空白，得到一次深度的休息體驗，就像喉焦唇乾的登山者，喝到了乾淨沁涼的水一般，身體會不自覺地想再多喝一口，再一口，這般的渴望，讓我成為認眞的好學生，幾乎每日不間斷的自主練習。

每天持續的練習，讓靈性感知敞開，練習時「看到」的圖像也愈來愈多，不斷的問自己「這是靈性的感知，還是我的幻想？」，向外尋求解答，不論書籍還是靈性老師都告訴我「看到就好，不用跟隨」，看似簡單的一句話，聽的懂卻想不明白，讓我在靈性與理性間掙扎多年，眞正的全然臣服是發生在多年以後。轉念而想，這些聽到、看到的一切，是大腦發出命令才產生的嗎？這個指引會對我產生傷害、偏離正途嗎？如果都不是，暫且相信它，又有何妨。依循感知到的指引去學習，只是單純相信妳的直覺，它並不會危害妳，冥想過程中全心的投入與專注，一切的思索，留到冥想結束，回到以理性頭腦去分辨學習中獲得了什麼，我相信任何的靈性學習，都是帶領我們為善為美。不要刻意追求感知，它只是一個方向指引，協助妳做出選擇，但永遠都要記得，靈性學習最初與最終的目的，是為了回歸內在的平靜，活出更自信、美好的生命力。

靈性的學習原則其實很簡單，就是每天持續練習，讓它變成妳的日常功課，自然地像起床刷牙一般，如果眞的很忙，每天花個5分鐘也好，找到一個適合妳或妳喜歡的方式，讓自己沉靜下來，回到內在的自己，感受眞正的安定與自在，讓喜樂之心自然湧入心頭。

在學習幾年的脈輪冥想後，2016年的夏天，因為工作的關係有機會邀請到常隨同楊定一博士出席身心靈講座，擔任養生動作試範的吳長泰老師，教導我們「螺旋拉伸」，長泰老師自創一套非常優美且養生的舞術，跟隨音樂，以優美的動作，細細品味身體各部位的拉緊與放鬆，藉此達到鬆筋健體的養生效果，所以我覺得不能稱它爲舞蹈，而以的舞術稱之，既強亦柔。因爲有冥想練習作爲基石，在學習螺旋拉伸時，能輕易感受身體部位的拉伸張力和鬆懈下來的柔軟，在不斷尋找放鬆的進階過程，我們都忘了，原來當繩索轉扭到最緊時，放下轉緊力道的這個鑰匙，一切都自然地化解開來了。

接著，讓我完全臣服「一切都是美好的安排」的事情發生了，非常幸運的認識一位功夫扎實、教學認眞的太極拳老師。緣起於楊定一博士新書附贈的體驗劵，與同事們相約參加長泰老師身心靈免費體驗課程，恰巧遇到教導長泰老師太極拳的老師——曾國峰老師，若非當日曾老師教授太極拳的室內場地因臨時清理將授課地點移至中庭，我們也無緣認識曾老師，更藉由長泰老師代爲邀約，才促成學習太極拳的契機，從2016年二月邁入身心靈學習的另一段旅程，讓我們經歷心的沉澱後，學習感知身體的部位鬆與緊關連，進而學習太極的鬆沉與勁的彈升，一步步的學習，都是完美的進階搭配，怎不令人讚嘆「一切都是最美好的安排」呢！

太極拳博大精深，學無止盡，初學拳式者常因不易上手、領悟，而錯過充滿中華民族老祖宗智慧的養身寶典，需要更多的相互支持與鼓勵，堅持學習，拳式熟悉後再慢慢以身體體驗「意到、氣到、念到」深奧精微之處，直至今日，太極拳的奧義還學不完呢！

我很幸福，靈性學習的路上有群同心共識的同事們長期相伴學習，一路走來從10年前開始脈輪冥想，接著因爲任職工作的企業關係而認識吳長泰老師，學習到螺璇拉伸，進而帶著十二萬分的好運，有機會見到長泰老師的太極老師——曾國峰老師開始學習太極拳，回頭觀望每一階段的學習，發現一切都是完美的銜接，透過循序漸進地深入探索，所以這一段學習旅程走來，很難不喊出「一切都是最美好的安排」來讚嘆。

我和同事們有著每周固定一至三次的團練脈輪冥想練習，我們這群脈輪冥想的原始班底，自然的拉聚更多同好，形成了熱愛大自然地「靈性家族」，也有書籍稱之爲「靈集團」，但我們更愛說自己是「光團」，閃耀著光，分享著光、分享著愛。在光團中雖然我常負責帶領冥想的角色，但我更喜歡自我定位成一位樂於分享的光行者，分享感知、分享愛、分享魔法般的香氣、分享慈悲與喜悅、分享回到平靜的美好。身爲分享者，深刻明白藉由分享能讓自己獲得更多內心的富足，也希望讓更多人體驗到平靜與喜悅的方法，而且這個方法不需要向外索求，不需花費大筆金錢，只要願意騰出一點時間留給自己，帶著全然的信任，信任自己可以做的到，回到內在和自身的靈魂共鳴。

學習臼井靈氣，除了親身經驗靈氣的神奇與美妙外，對我而言，最顯著的改變，就是接收到的感知和指引更多、更明確，將多年所學融會貫通，得以慢慢實踐分享靈性學習經驗。

這本書的內容，源自於二年多的時間裏，每次在光團中帶領脈輪練習時，跟隨著當下感知留下的手稿筆記，以及疫情期間無法進行每周的脈輪團練與每日太極晨練後，改以在「光團」line群組，分享新感知練習方式等內容，所集結而成，當時還在群組開玩笑說，防疫期間再延長下去，這些分享都可以寫成一本小手冊了！

現在，不論妳相不相信靈性的指引，都請妳放開腦袋理性的思考，再開始翻閱我的靈性成長分享吧！期盼妳也能感受到美好的放鬆與平靜。脈輪冥想，沒有宗教信仰的牽絆，只是藉由一個方法，找到內在能量的平衡，與眞正的平靜，並透過持續的練習，讓自己眞正的認識自己，熟悉不易讓情緒左右妳的方法，讓妳能隨時隨地透過冥想，回到內在的平靜，領悟更廣大的生命智慧，來富足自己、分享喜樂且平靜安在於每個當下。

脈輪冥想導引練習

一開始，讓我們先來聊聊「冥想」這件事。

冥想，是爲自己提供一個獨特的機會，進入內在寧靜狀態的一種方法，能洞悉自己內在深處，使思緒緩慢下來，給予心靈一片潔淨的空間，同時也更開放所有的感知，定期冥想能幫助妳更瞭解自己，體認自我眞正的需求，進而轉化念想，在挫折叢生的生活中，提升正向品質、積極面的思考，即使面對挑戰或阻擾，都能視其爲平凡事物來面對、處理，如同聽到電器用品完成操作的鈴響聲般，不會令妳驚慌失措，而是很平靜地進行下一步的電器操作。冥想的好處，會以極度緩慢的速度，讓一切變得更正向、更趨近美好，所以持續定期的冥想，才能開啟這股轉化的力量。

冥想在許多國家的古老文化中存在著，各有其巧妙與進行方式。當妳要進行冥想時，必須給予自己一個不被干擾的環境和一段專屬自己的時間，有意識地將專注力集中在某一個想法上，有的想法是重覆在一句眞言、咒語上，有的則是深入做一種圖像或意境的探查與感受，藉由這種過程，可以給大腦一個嶄新的創造空間，可以透過一些美好的圖像，將負面能量排除，尋得腦部理性工作的短暫休息，當休息後，更能激盪出有條理、有見解、無偏頗的觀點，來解決問題而現實生活中的紛擾，或者萌生新想法，創造新的可能性。

冥想必須透過專注，即專心一致來達成，往往這也是最難的部分，因爲思緒總是不自覺地不斷湧出，來打斷妳的意念集中，因爲頭腦喜歡且習慣做選擇，此時妳必須學習放開理性頭腦產生出來的思考，讓念頭只是經過，不跟隨、不批判，惟有當思考消失了，慾望的念想停止，內在的世界才能回到眞正的寧靜，達到靜心的狀態。當妳體驗過這種平靜、喜悅、安定的片刻，便會渴望時常保持著這種靜心的狀態，透過不斷的練習，這種美好的片刻會愈來愈時常發生，逐漸地熟悉且學習到在理性思緒與自然靜心間往來通道，接著妳會開始體悟更多的生命智慧，並帶領妳轉化、蛻變，更新自己。

在《奧修脈輪能量全書》（奧修OSHO著，莎薇塔Sevita譯）一書中有段文字內容摘錄「一個人要的是去感覺自己的脈輪，而不是去學習關於脈輪的種種知識。只有當你感受到你的脈輪，感受到你的亢達里尼，感受到亢達里尼的通道時，那才是真正有用的。就內在的世界而言，知識一直都充滿了破壞性，因為你得到的知識愈多，你對脈輪的感受就愈有可能是一種假象，而不是真實的經驗。」

前言已提及寫這本書的初衷就是定意它成爲一本協助開啟脈輪冥想練習的

「工具書」，因此針對每個脈輪的定義、見解係以彙整簡述的方式來表達，不佔用較多的頁數來介紹，目的就是希望妳先試著體驗、感覺，找到妳內在的脈輪，經驗過每一個脈輪冥想帶給妳的禮物後，若想更淸楚瞭解時，再透過閱讀一些詳盡介紹每個脈輪的書籍，開始探究爲何在某些脈輪妳的感覺會如此的不同、如此酸痛、如此的活躍或感動等，藉此開啟另一扇生命學習之路，當妳在吸收脈輪的智慧時，妳會看到有的書籍中，甚至敍述脈輪不僅僅只有七個的論述觀點，這時建議妳保持看過、知道就好的立場，仍應該先專注學習、照顧好主要的七脈輪，待學習一段時間，也許需要幾年的時間，待妳熟悉每個脈輪的運轉，並隨時能關照七個脈輪的平衡狀態時，便可跟隨妳自己的感知、喜好延伸學習到「九脈輪」、「十脈輪」或「十二脈輪」甚至更多，追尋到古印度納塔派（Natha）的文獻記載，更可知當時的脈輪原有二十八處之多，是跟隨時代歷經演變，才彙整爲現在常說的七脈輪。況且每位靈性老師所追求的各種數量、脈輪代表的部位與能量可能也會有所不同，這都是有可能的，因爲若眞要細數，身體大不小小的脈輪就有數百個之多，而每一個靈魂的感知卻是獨一無二的，自然靈性的方向也會有所不同。Vrksa所帶領的練習，也是從七脈輪開始起步，逐一練習，再延伸學習「連結十二脈輪」，感覺自己只是宇宙和大地間的能量通道，與周圍的能量和平共振著，閃耀著光與愛，練習後身體非常放鬆、心情平和、喜悅，充滿希望和願意分享愛與能量。

找回妳的力量

前言已提及寫這本書的初衷就是定位它是本「工具書」，因此針對每個脈輪的定義、見解就簡單敘述，不花費較多的頁數來介紹，若妳想更清楚瞭解，建議您可以找些更詳盡介紹每個脈輪的書籍來閱讀，甚至可以找到敘述脈輪不僅僅只有七個的論述觀點，就跟隨妳自己的感知、喜好學習。Vrksa在每次團練分享，都會從七脈輪開始逐一的練習，當妳熟悉每個脈輪的運轉之後，可以再延伸學習到「九脈輪」、「十脈輪」或「十二脈輪」等，Vrksa個人最喜歡練習方式是「連結十二脈輪」，感覺自己只是宇宙和大地之間的能量通道，體內與氣場的能量和周遭和平共振著，閃耀著光與愛的力量，練習後身體非常放鬆、心情平和、喜悅，充滿希望和願意分享愛與能量。

在開始進行脈輪冥想前，妳唯一要做的只有爲自己空出一點時間，在這段時間中好好的關照自己，讓自己專注在當下的練習，並且敞開妳的心，相信透過靜心冥想可以讓自己回到眞正的放鬆。

不需要擔心自己感覺不到體內能量或光的流動，或是光的顏色，不需要思索身體如何啟動副交感神經，呼吸如何慢慢變得輕勻深長，這都是必須要透過長時間持之以恆的練習，才有機會循序漸進地體悟到。當妳練習後，可以明顯感受到身心舒暢、放鬆平靜，就是一次非常好的練習，所以練習的初期一定要保持著耐心，讓自己愈來愈快的平靜下來，就是最明顯的進步，剛開始練習的時間不需要長，重點在養成每天靜心的好習慣，即使每天只能擠出5分鐘的時間來靜心也是好的開始，如果可以，每天靜心的時間加總起來可以達半小時至1小時是更好地，惟有充裕地時間，才能讓自己定下心來，好好地體驗放鬆。

接著透過不斷的練習，妳會自然而然地開始改變生活習慣，因爲在經驗幾次完全的放鬆之後，妳的嗅覺、味覺、聽覺會開始變的比以往敏銳，口味自然吃的較清淡，喜歡大自然的清新空氣，喜歡充滿生機的植物、喜歡大自然的風聲、水流聲或海浪聲，甚至到後來常常發生心想事成的小幸福，也會感受到溯及累世傷痕的疼痛，但這些都不是妳進入脈輪冥想靜心時所需要關注的問題，當然每個人的狀況不同，若在練習期間或過程中，妳產生一些特殊狀況時，可以找妳信賴的靈性老師或靈氣療癒師給予協助。

脈輪冥想無關任何宗教信仰，不限任何年齡及經驗，只是一種可以一個人隨時隨地進行的靜心方式，即使妳可能查閱到一些書籍提及到開悟（Enlightenmtent）或亢達里尼（Kundalini）啟動等資訊，建議妳先把這些問題擱置一旁，待妳七個脈輪都練習到感受均衡時，再來深入探究吧！在此，必須要再次強調，正如同前面自序所提的「莫忘初衷」，當妳有愈來愈多的感知時，永遠也不要忘記那「一心只想回到眞正放鬆，回到內在喜悅與平靜的渴望」，當然，更重要的是別忘了持續的練習、持續的關照著自己。

脈輪簡述

脈輪，梵文चक्र cakra，讀音chakra，意思是指「輪」或「盤」，形容能量以旋轉方式運作，古老的醫學體系——印度阿育吠陀（Ayurveda），強調三脈七輪就是人體完整的能量系統，負責協調及統合身心靈的運作，提供各意識層次所需要的生命能量，當能量達到平衡時，自然成就身體與心理健康狀態，更進一步達到身心靈合一。三脈是指體內最主要的三條能量通道，分別爲中脈、與左右二脈，七輪則是中脈上的七個脈輪漩渦，由下而上，包括海底輪、臍輪、太陽神經叢輪、心輪、喉輪、眉心輪及頂輪，有些書或靈性老師對脈輪的稱呼不盡相同，但選擇一種妳習慣地辨識名稱就好，不需執著名稱，但脈輪所在位置才是必須關注的重點，千萬別還沒開始練習，就讓脈輪的名稱把自己拘泥住了。

七個主要的脈輪就像是人體中軸的核心齒輪，掌握能量交匯中樞，每一個脈輪的頻率皆不同，靈視力較佳的練習者，甚至可以清楚知道每個脈輪的形狀及顏色差別，脈輪連接著肉體，並對周遭內臟器官或相對應的內分泌腺體、生命元素、生命課題、穴位和經絡等，透過連結產生影響，通過持續脈輪的鍛鍊，得以調和身體與氣場的生命力，處理脈輪受阻塞、過度受到刺激（有些書以「能量過盛」來表示）、不協調等失衡情形，所帶來的健康不佳的狀況，藉由喚醒與平衡脈輪的生命能量，除了可調和肉體和情緒達到最佳狀態外，也能促進自我意識學習的發展，進而通過能量的攀升，將每個脈輪連接起來，提升靈性境界。

氣場簡述

氣場指的就是「人體能量」，為一種環繞著身體，不受任何媒介（皮膚、身體器官及衣服）所阻擋的一種頻率、波長、振動或光子能量，每一層氣場都是穿透皮膚和其他氣場後，再向外擴張，氣場層也被稱為能量體或微精能量場，與人體連結的能量場有成千上萬，也有許多種針對各層能量場的形式區別方式與名稱，所有區分氣場的方式，都會將氣場分成好幾層。

Vrksa從學習脈輪到尚未接受靈氣點化前，對於氣場的認知，如同脈輪老師的帶領，分為靠近身體輪廓約二至三公分寬的「情緒體」、再向外擴張度約前手臂長度的「心智體」以及雙臂展開的寬度包圍著妳的「靈魂體」，即使再學習太極拳後，明確感知氣場已超越手臂展開來的寬度，我依舊喜歡以「靈魂體」來稱呼最外圍包覆著我的身體與各層氣場的這層充滿喜悅，寧靜且品質純淨的精微能量場。

在學習靈氣療癒連續二十一天自我療癒後，清楚感受到氣場超過七層，察覺到這些氣場並非像洋蔥般層層分明，而是一圈比一圈更向外擴張，透過細微感知頻率、密度、品質的不同，最靠近身體之外的七層氣場，每層氣場與1個脈輪有對應生命議題連結，第一層氣場與肉體強壯健康有直接關連；第二層氣場與情緒和自我感覺相關；第三層氣場與思想正負面形式有關；第四層氣場承載著互動關係；第五至七層氣場爲內在神性至神聖意識層。建議初學脈輪冥想者，仍以前述情緒體、心智體及靈魂體三層氣場練習，藉以明確調和自我感情至意識。

人體七脈輪

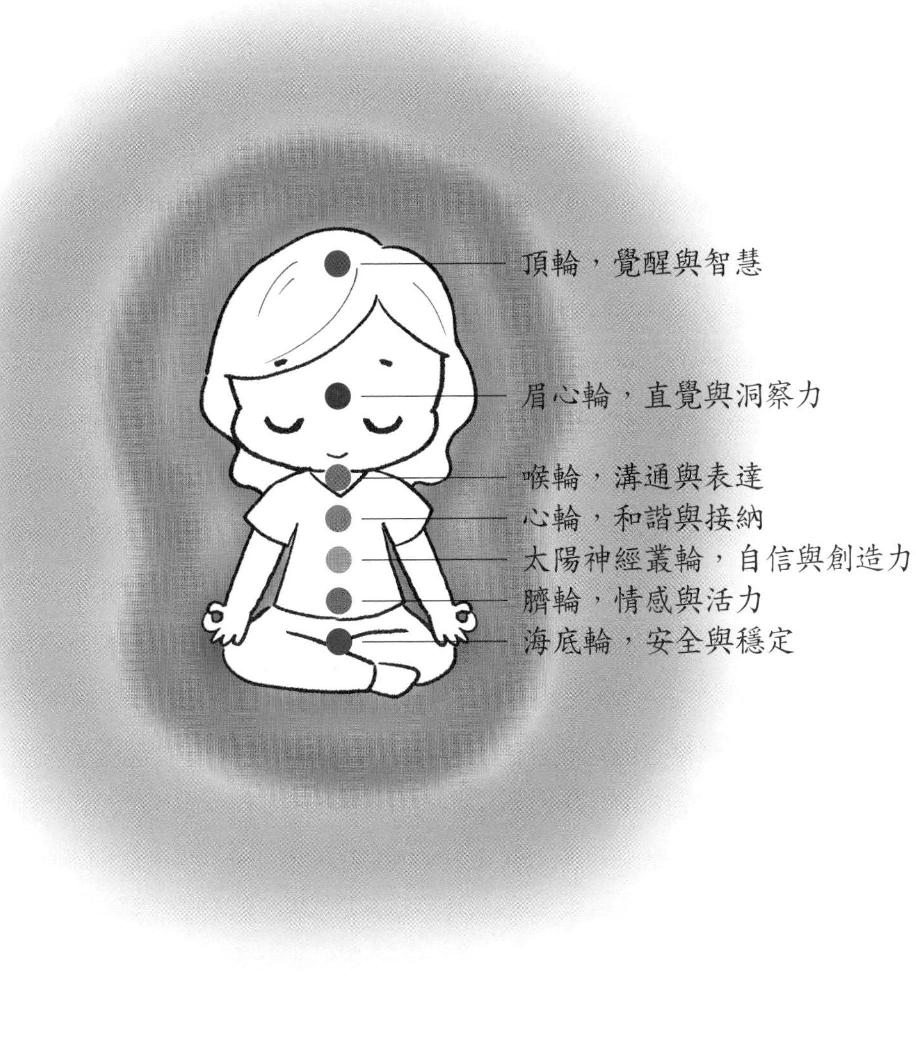
頂輪，覺醒與智慧
眉心輪，直覺與洞察力
喉輪，溝通與表達
心輪，和諧與接納
太陽神經叢輪，自信與創造力
臍輪，情感與活力
海底輪，安全與穩定

瞭解冥想

許多人一聽到「冥想」，腦海中立即浮現的畫面，可能是修行僧侶如如不動的禪觀打坐，或是道家武學獨守心神盤腿而坐吧！其實冥想無關任何的宗教信仰或武術學習，只要想學，隨時可以開始。冥想是一種心識的學習，以任一種動態或靜態，專注身心的技巧，使心念集中，進而感受到內心平靜，在覺察當下中獲得領悟。

目前已有許多研究證明，冥想確實能有益身心健康，常見以腦波檢測或核磁共振等現代科學技術方法，研究冥想對於身體和大腦帶來改變的研究結果，定期的冥想，可減少交感神經的活動，及增加副交感神經的活絡，致使對於身體的代謝、呼吸、血壓和大腦的化學物質的變化等帶來有益健康的正向或放鬆反應，及減輕壓力、舒緩情緒的效果。

冥想形式多元且貼合生活，以坐、臥、站等姿勢皆可進行冥想，亦非局限以靜態方式進行，有時透過動態移動過程，更容易達到淨空思緒、心定而安的效果，動態冥想方式，如：脈輪舞蹈、走路冥想，冥想可隨時進行，能自然融入生活之中，如：燭光冥想、呼吸冥想。沒有時間與空間的限制，只需藉由注意力持續聚集，使意念專注，並以開放的心態去覺察，不帶任何評斷、人格特質，就能進行冥想。

而此書的脈輪練習爲一種意識導引冥想的方法，透過專注跟隨導引語，達到眞正的放鬆及自我療癒，重新找回內在眞實的妳，進而轉變妳的生活和能量。

從愛出發，體驗脈輪

vrksa建議初學者從心輪開始體驗脈輪冥想，而非其他脈輪書籍從海底輪開始介紹，在實際帶領脈輪體驗課程時，vrksa也都是從心輪開始出發，除了考量心輪在身體能量的中心位置外，更因爲心輪主導著「愛」的議題，當妳開始想進入靈性的生活，明白知道自己渴望著回到放鬆、平靜時，就表示妳已準備好好愛自已，惟有懂得愛自己才能定下心來專注的感受，才能喚起內在的力量，等到妳能開始專注、安靜下來感受一切之後，再回到脈輪練習的軌道上，從海底輪開始，逐步的往上練習每一個脈輪，建議妳可以先體驗七脈輪一個輪迴，然後回到海底輪進行扎實地練習，當感受海底輪的能量平衡或生命課題完成，再往上進入臍輪進行扎實地練習，直到平衡或體悟生命課題後，再接著往上，通常這樣的扎實練習到達喉輪可能需要好幾年的時間，所以一定要秉持著耐心來學習。

爲了讓自己有美好的脈輪冥想練習體驗，每一次的脈輪冥想練習可以先擴展心輪的光，充滿妳的全身與氣場，讓包圍妳的光，給予自己最大的安定力量與保護，再開始進行脈輪的練習。

學習七大脈輪之後，別跟許多靈性學習者一樣，只著重主導靈性連結與感應的眉心輪與頂輪，想想妳開始學習脈輪冥想的初衷，不論何種靈性學習，最重要的還是身體保健與心情平靜，關照身體運轉的能量，生存的意義，所以海底輪、臍輪、太陽神經叢輪、心輪及喉輪才是更值得花費時間練習的能量中心。

練習前準備

練習呼吸

「呼吸」是學習靜心最容易入門的方法，更是獲得生命能量最簡單、最有效的方法之一，許多的靈性練習也都是由「呼吸」開始進入靜心冥想，透過調整吸氣與吐氣的頻率，感受能量的調和，進而讓心慢慢安定、思緒和緩，起初不用特別學習太複雜的呼吸法，呼吸靜心的重點，在於將吸氣與吐氣的頻率調整到輕、緩、均、長，不需要刻意計數秒數，如果妳心思特別繁雜或身體特別不舒服時，可以在吐氣時，特別發出「哈！」的聲音，藉以刺激在舌咽部位的神經系統，來協助妳更放鬆一些，如果妳長期肩頸緊繃僵硬，可以明顯的感受到，吐氣時發出聲音後，肩頸變得和緩輕鬆不少，身體鬆了，自然能更快進入平靜的狀態，來進行冥想練習，當然，妳也可以將呼吸作爲一種靜心練習的方法，每日靜心功課。

平常急促的生活步調，讓人不自覺雙肩向內擠縮，使呼吸變得淺短、肩頸也容易產生緊繃、僵硬，透過腹式呼吸，感受完全專注在呼吸時，身體自然逐漸放鬆。吸氣時儘可能保持均勻的吸入空氣，專注感受空氣流入鼻腔和呼吸道，慢慢的鼓漲起腹部，停留三至七秒，屏住呼吸，接著緩緩吐氣，吐氣時，將吸氣鼓起的腹部向內縮，專注的感受氣以輕慢、均勻的速度，流出鼻腔的感覺。

坐墊

讓自己坐的舒服，頂輪至海底輪之間能直接挺直是很重要的，坐的舒服才能讓妳更專注在練習之中，剛開始練習，家裏沒有打坐專用的坐墊，沒關係，妳可以爲自己準備2個普通的方形或圓形坐墊，一個平放讓妳的腳背不會貼著冰冷地面和木板上，另一個則可以對折後用來墊高妳的臀部，使背脊自然的挺直，如同前面提過身體內的三脈七輪，拉直能量的循環通道，可以讓能量的運作更順暢，所以挺直的姿勢對於脈輪的練習是很有幫助的。如果妳只能在工作午休時間才能抽出一點時間來練習脈輪冥想，辦公室不適合使用打坐方式時，也可以坐在椅子上進行練習，將妳的臀部坐在椅子的2/3～1/2，讓後背離開椅背，雙腳自然打開約肩寬，腳掌自然平踩在地板上，並調整椅子的高度，讓膝蓋呈現90度後，就可以開始進行練習了。建議等練習一段日子，讓脈輪冥想成爲妳的日常功課後，再開始購置適合妳的靜坐坐墊，在網路上有非常多的選擇，Vrksa個人則是偏好以椰子纖維製作的禪坐墊。

大毛巾或薄毯

進行冥想的當下，身體機能的運轉會趨於和緩，尤其當能量集中在身體主幹部位運作時，雙腿更容易感覺涼意，自古以來的諺語中就有「諸病從寒起，寒從足下生」，而在中醫的觀點有種說法，認為足部是全身最容易受寒發冷的部位，腳底和小腿一旦受寒，就容易造成免疫力下降，所以不論是以保健的觀點，或是做足準備好好體驗靜心的動機，為自己準備一條大毛巾或薄毯蓋住盤腿的雙腿，避開涼意吧！

Vrksa從小就是怕冷體質，冬天手腳總是冰冷，高中時，遇冬季寒流來襲，要穿到七件衣服才敢出門，非常疼愛我的父親，知曉我特別怕冷，特地買了駱駝毛的毯子讓我鋪在臥床上，直到近年來，才擺脫這種「寒冰掌」。剛開始進入每次練習時間需達1小時以上才能結束的初期，因盤坐久了，腳背壓在較硬的坐墊上，加上本身血液循環不良的體質，總是發生小腿到腳掌發麻的情形，為避免這種不適，影響妳的練習，可以再多加一條厚軟的圍巾，折疊2次後，放在坐墊上，腳背的位置，會讓妳舒服些。

另外，天冷靜坐時，可以為自己加一件較長的圍巾或毯子披在肩膀上保暖，長度若可以蓋住妳的手掌更好，讓放在雙腿上的雙手也一併做到保暖，更舒服地享受練習。

白開水

白開水要喝微涼帶點溫，卽不冰冷不過燙，每喝一口，含在口腔中約10秒，再慢慢地分幾次的吞下。

靜坐前喝，主要在潤喉，只要不會口乾舌燥影響妳靜坐的專注，沒有非喝不可的必要性，但練習後，請務必分次喝下一杯溫開水，以協助能量持續的運轉循環以及體內的代謝。

上廁所

爲了好好體驗冥想，練習前上廁所常常是會被忽略的事情，卽使時間再趕，也應該排放完再開始，且不論該排出卻被妳憋著的毒素，是否有可能在脈輪冥想時，隨著體內的能量運轉，帶至身體其他部位，光是生理排放需求的慾望，就足以影響妳無法好好的靜下心來體驗一段美好的時光。

Vrksa自己的經驗，往往在練習一項非常完整的淨化冥想後，都會產生便意，如果妳也是，千萬別一忍再忍，先去處理生理需求吧！

除了上述的準備物品及該做的事，妳也可以多準備以下的物品，來好好享受靜坐冥想的片刻時光。

蠟燭

我非常喜歡帶領我們進入脈輪學習的老師，所教導的這個冥想前的一個儀式，只要練習時的空間條件允許，一定會點燃蠟燭為自己開啟「光」的能量。二個蠟燭左右併排的放置，先點燃左邊的蠟燭再點燃右邊的蠟燭，雙手合掌禱念祈請「我現在開啟光門，迎接光的精靈，來協助我進行冥想練習」，結束時，也會先吹熄左側的蠟燭再吹熄右側的蠟燭，合掌頂禮「感謝光門與光之精靈的協助」。

對我而言，與其說它是一個請求能量支援的儀式，到不如說它是一個進入開始前的準備，一邊點燃蠟燭、合掌祈請的同時，就是讓自己切斷現實生活中一切的計劃和煩擾，準備好讓心慢慢地安靜下來，準備好好享受冥想練習時啟動光的開關。所以即使沒有點燃蠟燭，妳一樣可以進入脈輪的能量感知世界，記得挑選無香味的蠟燭來使用，甚至建議妳可以選購酥油蠟燭，天然且有淡淡的奶香。

音樂

找個能讓妳更容易進入脈輪冥想的音樂，有助於妳更快熟練冥想靜心，等過一段時間，脈輪冥想自然成為妳生活中的一個環節時，妳會發現既使沒有任何的音樂，也可以更容易、更順暢的進行冥想練習，一切的重點非音樂選擇，而是如何讓妳的心更迅速的平靜下來。

耳機

當妳沉靜於脈輪冥想的享宴同時，仍應秉持著同理心，不要忽略家人或周遭鄰人的生活品質，這時，一附耳機就能解決彼此的需求。當然最好的音樂聆聽方式，還是建議喇叭擴音的方式來聆聽，除了能享好優質的音頻，也可避免長期時間耳機帶來的健康影響。

線香或精油擴香

佛教常說的六塵——色聲香味觸法，除了耳朵聽到的聲音的聲塵，透過音樂的頻率能帶給妳不同的靜心冥想體驗外，近年來療癒界的新寵兒精油香芬，更是不容錯過、值得細細品味這種新的靜心方式，藉由鼻子聞到的香味，以香塵牽引出更多絢麗的靈性感知，帶領妳享受靜心、靜心享受。

除了精油以外，因接觸到用心製香的商家後，對於品香靜心的體悟豁然開朗，天然的木質香氣能夠更快搭起內在與外界的連結橋梁，引領妳探索內在能量的變化。還找不到深沉靜心的法門的妳，絕對不能錯過以線香或精油香芬的帶領。寫書的期間，對線香或精油的冥想特別令我驚豔不已，倘若在下一章「七脈輪冥想導引練習——找回妳的力量」的練習中，沒能引起妳的能量共鳴，那就試試再下一個章節的結合各式線香、精油的脈輪冥想練習吧！

穿著寬鬆衣物

平日不論當日穿著爲何，一找到空閒的時間就能讓自己來一場靜心冥想，徹底的放鬆休息。隨著一年年練習各式各樣的靈性學習後，衣著也漸漸變的寬鬆，講究棉、絲等天然材質，是因爲不喜歡身體被束縛住的感覺，尤其感受體內能量擴展，並與氣場中的能量產生共振時，妳渴望著每一個毛細孔都能自由、舒服的呼吸，在此同時因觸覺變更愈發敏銳，所以更加喜愛棉質的柔順觸感。

坐姿

不要讓任何事侷限住妳進行靜心冥想。縱使在道學內功修煉和印度瑜珈修行都提倡「蓮花盤腿」坐姿爲靜坐冥想最佳姿勢，能讓重心穩定，減緩雙腿的氣血循環，進而引導生命能量向上傳輸，打通主要經脈和脈輪，但如果雙盤、單盤或其他更進階的盤腿姿勢，讓妳覺得不舒服或疼痛的話，反而只會讓妳分心，嚴重影響靜坐的品質，優勢自然成爲劣勢，適得其反。

練習時針對姿勢，重要考量惟二：一是「坐得舒適」，無需強迫自己盤腿而坐，以一般雙腳隨意交叉的坐姿卽可，如果雙腳膝蓋碰不到地板或坐墊時，可以靠枕墊於雙膝下方支撐著；二是「坐的端正」，讓背部脊椎和頸椎自然打直，端身正坐的姿勢，容易使能量在全身自然的流動。自然又舒適的坐姿，就是最好的姿勢。

手勢

手印Matra在古印醫學術阿育吠陀認爲人體的五元素通過手足掌流出體外，使用五個手指以特定的方式接觸手指，可控制元素，維持五元素平衡。

靜坐時的姿勢，對於體內能量上揚有所助益，同的手的姿勢，也能藉由不同的手印，來達到更深層情緒或能量的感知，其中常見的靜坐冥想手印雙手手臂自然垂下，讓雙掌放置大腿上，掌心朝上，食指與拇指指尖相接觸，其他三指自然放鬆伸直，不需用力，三指稍有彎曲是正常，自然爲之卽可。食指代表個人的覺識；拇指代表宇宙的覺識，結合在一起時，表示個人覺識和宇宙覺識合而爲一、純然覺識的手勢，此手印在古印度醫學中稱爲「知識手印」。

更有將此手印細分，當手掌朝向天空，接引無量無邊的覺識時，稱爲「意識手印」。而當掌心向下貼合著膝蓋，表示純然覺識與世界的連結，認知一切萬物都來自本我的實相，圓滿超脫的絕對知識，則爲「知識手印」。

一切的準備都只是讓自己能體驗一場完美的靜心，絕非必要不可的因素，千萬別因爲缺少了其中幾樣物件，讓自己因這一點執念而錯過一次又一次回到專注的機會。只要能空出一點時間讓自己完全專注的關照自己，就算只是幾次專注呼吸的練習，也能感受到靜心的品質，Vrksa平日練習，就是透過上班前半小時，練習脈輪與太極拳，在工作日的午休片刻，坐在自己辦公座位上，透過約15分鐘專注靜心意念，讓自己完全的放鬆、放空，同時也調整好面對下午的工作及晚上的家務鎖事。

不論妳是屬於行程忙碌者，還是心思轉不停的活躍者，就從每天爲自己空出短短5分鐘時間開始吧！藉由每日5分鐘讓自己慢慢養成靜心習慣，靜心的方式有上百種，靜坐其實可以是一種簡單且愉快的學習，各種靜心方式，追求的不外乎是緩和精神與生活的緊繃感，協助妳找回更多清明智慧與生活能量，往往經過幾分鐘靜心後，當妳回到生活或工作中，執行力與效率明顯提升，在淨空一切思緒片刻，當頭腦再次運轉起來，如同充飽電力，往往能萌生意想不到的創意，規劃的思路更加清晰有條理，在人際關係上，起初可能發現自己，對於原來非常在意的事，似乎不再費心掛意，開始學會以不同角度、面向去看待事物，轉念間海闊天空便是這個道理，久而久之，和家人、朋友、周遭人們的互動更加溫馨平和，也在靜心關照自己中，重新眞正的認識自己，然後接受自己、轉化自己，進而喜歡自己，回到內在平靜的美好，當妳學會愛自己，妳會自然而然開展發自內心的慈悲與喜悅，享受生命眞正的快樂，瞭解平靜與喜樂，這所有的一切，其實都不需向外追求，唯一要做的就是找回最美、最眞實的自己。

如何使用本書

它就是一本協助妳進入脈輪冥想練習的工具書，所以大部分的內容都是脈輪的冥想導引文字，非常細節、一步一步敘述的非常清楚，希望妳能透過這本書，開始懂得如何進行脈輪冥想，等妳練習過一段時間，妳就可以放下這本書，開始專注在妳體內的能量，享受妳自己獨一無二的感知力量。

初次進入脈輪冥想練習，妳可以這麼做：

方法一

看任一篇脈輪冥想導引文字內容2遍以上，讓自已有點印象，大概知道就可以了，這篇的練習方向、環節是什麼，如何連接每個環節。只需要約略記得進行的大方向，不需要強迫自己記住每一個步驟，記多少，就享受多少，重點還是在於讓自己完全放輕鬆，心裏和腦袋不要有太多的負擔、壓力，才是眞正冥想靜心唯一需要的。

方法二

如果妳眞的什麼都記不住，那也沒關係，就用錄音的方式，自己唸一遍導引文字內容，錄下每一個細節，跟隨播放的內容來體驗冥想練習。當然，妳一定會覺得自己唸的聲音和曾經聽過某位靈性老師導引聲音時的感覺相差非常多，這是因為，靈性老師是以內在的聲音與靈魂（有的書則是使用「高我」來敍述，但我偏愛這種踏實的表示方式），來指引每一次的靈性練習，所以引領出來的能量振動必然不同。但不要氣餒，持續練習，相信有一天妳也可以用內在靈魂的聲音，說出悅耳、讓心平靜的語調。

不論妳選擇用那種方式，相信多練習幾次，妳就可以掌握到這篇冥想練習的關鍵，完全由妳自己來進行脈輪冥想。現在最重要的是，趕快開始進入脈輪冥想練習吧！

在妳開始練習之前，最後需提及的問題，是靜坐冥想的練習方式，尤其是初學靜坐或冥想者，常會結束後，有頭昏、精神恍惚或想吐的感覺，有時是因為能量的運作還在妳體內進行著，有時則是因為妳還沒準備好從靜心安定的狀態中出來所致，這時妳可以再次閉上眼睛，感受舒緩的步調和體內的能量，再透過幾次規律的深呼吸，以最適合妳的速度，慢慢把感知、意識找回來，慢慢的結束練習。若時間充裕，妳也可以平躺仰臥，約15分鐘進行大休息後，再透過呼吸，感知身體每一個部位，慢慢地從靜心安定狀態回來。

心輪

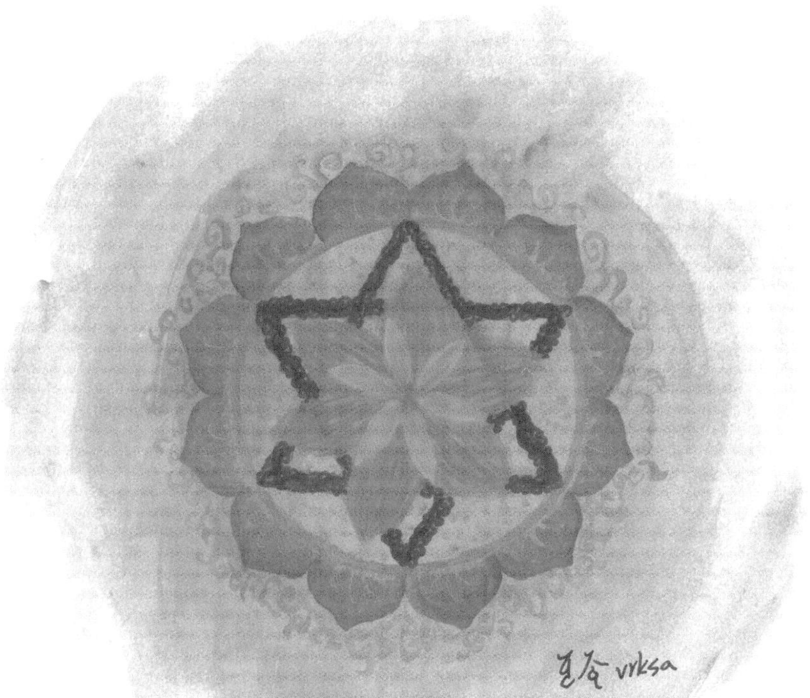

心輪

心輪是人體能量「不朽之愛的中心」，是實踐完全療癒的關鍵，以愛和寬恕建立自我連結，孕育內心的喜悅，並向外發展無條件的愛、喜樂與奉獻。

一、梵文名：*Anahata*，阿那哈特，意思是不受甘擾、傷害，始終持續的和諧

二、色彩：綠色、淡粉紅色

三、相徵符號：十二瓣蓮花

四、位置：胸口正中央，心窩處

五、生命課題：自我接納、同理心

六、生命議題：從愛自已、接納自己開始學習愛，品嚐且接受好與不好的情緒，釋放壓抑的情緒創傷，用心來覺察，瞭解愛是無限的、是自由的，進而以行動表達，自發同理心、慈悲與寬恕。

七、平衡狀態：珍惜自己，坦率地認知且感覺所有的情緒，以內在眞實的自我去行動，進而釋放情緒上的自私與依戀，無條件地分享，產生不求回報的慈悲和奉獻心，讓愛得以滋養一切生命。

八、生理部位：胸腺、心臟、肺

九、種子音：YAM

十、英文陳述感受：I Love（我愛）

十一、守護大天使：夏彌爾

十二、推薦練習搭配精油：佛手柑、玫瑰原精、天竺葵、萊姆、香蜂草、苦橙葉、花梨木

十三、元素：風

十四、手指：食指

十五、眞理瑜伽手印：氣手印、風手印、知識手印

練習導引一　完整心輪

這是一個非常完整、細緻的心輪能量擴展導引內容，爲了讓妳有更舒服的體驗，歡迎來信寫下本書的ISBN碼及出版年月，寄至後折頁的電子郵件信箱，索取Vrksa二十分鐘心輪導引音頻，將開放權限二周內掃描QR Code下載音頻，來陪伴妳體驗這個練習。

如果妳準備好了，就請妳輕輕閉上妳的雙眼，讓我們做幾次深呼吸，透過深而淺長的呼吸，讓妳的身體、讓妳的思緒全部都緩和下來，深深的吸氣，吸氣時將四周的光與能量吸入妳身體的每一個細胞，鼓起妳的腹部，屏息幾秒鐘後，

緩緩吐氣，如果妳覺得身體、肩膀很緊繃，妳可以在吐氣時發出聲音，它會讓妳的身體更放鬆，現在讓我們將專注力帶到妳的心輪，來到妳的心窩正中間，將專注力全部集中在妳的心輪，透過妳的專注，啟動妳心輪的光與能量，讓這股光與能量擴展到妳整個胸腔，現在妳整個胸腔都充滿著光，接著讓這股光慢慢地流入妳的肩膀、流入妳的雙手，光流入妳的肩膀、妳的手臂、手肘、手腕，到妳的手掌心和妳每一根的手指頭，再一次將專注力帶回妳的心輪，讓光流入妳的喉嚨、流入妳的下巴、流入妳的唇、妳的鼻子、臉頰、妳的耳朵、眼睛、妳的眉心、額頭，讓光流入妳的腦細胞，讓光進入妳每一根髮絲，讓光爲妳清除累積在妳髮絲的負面情緒能量，現在妳可以感受到妳的胸腔、妳的肩膀、雙手、整個頭部都充滿著光與愛的能量，現在讓我們將專注力再一次回到妳的心輪，擴展更多的愛與光，讓它包圍妳所有的內臟器官，讓它包圍妳的心、妳的肺，妳疲勞的肝、妳的膽、妳的脾臟、妳的胰、妳的胃、妳的小腸、大腸、妳的兩顆腎臟，以及妳的生殖器官和膀胱，透過妳的光，包圍妳所有的內臟器官，帶著感謝的心，讓光包圍並且支持著妳所有的內臟器官，現在妳的胸腔與腹腔全部充滿著光與愛的能量，再一次將專注力來到妳的心輪，擴展更多的光與愛，並且讓它向下，集中來到妳的尾椎，讓這股光與愛的能量，隨著妳的脊椎一節一節的向上攀升，讓妳的脊椎也充滿著光，同時也放鬆妳所有的背部肌肉，讓妳整個背部也充滿著光、充滿著能量，現在妳的脊椎與妳整個背部都被光所包圍，都被光及自己愛的能量所支持著，我們讓更多的光流入承擔許多壓力的肩膀，讓光協助它更放鬆一些，現在我們讓光隨著脊椎進入妳的頸椎，一樣讓光一節一節的向上攀升妳的頸椎，同時也放鬆妳整個脖子和妳的後腦勺，讓光隨著頸椎再次流入妳的腦部，讓妳的腦部充滿更多的光，透過光占據妳的腦部，放空妳的思緒，放下妳所有的擔憂，現在只讓妳的腦部充滿著光，讓妳自己只想著光，讓妳的思緒只追隨著光，我們再一次讓專注力回到妳的心輪，擴展更多光與愛的能量，讓這股能量向下，來到妳的大腿根部，讓這股光慢慢地進入妳的雙腿，讓光三百六十度的包圍妳的大腿，三百六十度的包圍妳的膝蓋，三百六十度的包圍妳的小腿，讓光流入妳的腳踝、腳掌及十根腳指頭，現在讓我們停留幾秒，讓妳好好的觀看自己，從頭到腳全部都充滿著光，妳全身都被妳自己的愛所包圍著，接著我們讓光從妳的身體輪廓向外推展，推展到距離妳身體輪廓2～3公分的距離，這是妳的第一層氣場，妳的情緒體承載著妳的快樂、痛苦、悲傷、憂愁，所有好與不好的情緒全部都在這層氣場中，現在請妳不做任何的批判，不做任何的選擇，妳只要想著，讓妳的光與愛充滿妳整個情緒體，好與不好的情緒都讓妳的光包圍它，它都是妳的情緒的一部分，妳唯一要做的就是全然的接納它，讓妳的愛包圍它，接著我們讓光持續向外推展，來到妳第二層的氣場，妳的心智體，妳所有的情緒，好與不好的情緒，發酵後在妳的心智體，累積了許多正面與負面的能量，現在一樣請妳用妳的光與愛充滿這一層氣場，不帶任何的評斷、不帶任何的思索，我們一樣全然接受它，不管正面與負面，一樣讓妳的光、妳的愛，包圍妳所有的正面與負面能量，全然地接受，它都是妳的一部分，最後我們讓光再向外推展，推展到妳第三層氣場，這是妳的靈魂體，將妳的光與愛和妳最純淨的靈魂體連結在一起，妳就像在一個充滿光與愛的大光球中，妳就坐在光球的中間，前後、左右、上下，全部都被一個充滿愛和光的球體所包圍著，在這光與愛所形成的光球中，妳會感覺到無比的自在、無比的安心，讓自已停留一些時間，好好的感受被妳自己的愛與光所包圍、所支持著，享受這一片刻的平和，發自內心的喜悅與滿足，讓自己好好的放鬆，享受這一刻被妳自已的光與愛所包圍著，眞切地感覺到自己無比的幸福，因爲妳充滿著光與愛，因爲妳自已被妳自己的光與愛所包圍著、呵護著，在此同時，妳可以將妳的專注力再次回到妳的身體，從頭到腳掃描妳的全身，感覺一下身體那個部位特別的黑暗或是特別的酸痛、疲勞，讓妳心輪擴展更多的愛和光，流向那個部位，給它更多的能量，給它更多的支持。接著，要慢慢結束今天的練習，慢慢地讓妳的光回到妳的心輪，回到光所在的位置，現在讓妳最外圍的氣場，妳靈魂體的光慢慢的向內縮回，回到妳的第二層的氣場，回到一個距離妳身體約小手臂寬度的這層氣場，接著再讓光慢慢地縮回，回到妳的第一層的氣場，回到這個與身體輪廓相距2～3公分的氣場，接著再讓妳的光貼合妳的身體輪廓，讓妳腳指頭的光慢慢地向上縮回，回到妳的腳掌、回到妳的腳踝、回到妳的小腿、膝蓋、大腿，接著讓妳手指頭的光也慢慢地縮回，回到妳的手掌、手腕、手肘、手臂，回到妳的肩膀，讓妳髮絲的光也慢慢地縮回，回到妳的頭部，讓妳所有的五官、腦細胞的光也慢慢地縮回，回到妳喉嚨，回到妳的胸腔，最後我們讓妳頸椎、脊椎以及背部的光慢慢地向下退回，回到尾椎處，最後我們讓光從整個腹腔、所有的內臟器官慢慢地將光縮回，回到了妳的胸腔，再將整個胸腔的光，慢慢地縮回，回到妳心窩正中間，回到了妳的心輪，讓妳心輪的光回到一個適合、舒服地大小，接著請妳做幾次深呼吸，深深吸氣，緩緩吐氣，透過呼吸讓妳的身體重量回來，感覺妳的臀部坐在坐墊上的重量，再透過幾次呼吸，讓妳的味覺、嗅覺、聽覺都慢慢地回來，讓妳更多的感知回來，更多的身體重量回來，接著請妳動動妳的手指頭、腳指頭，動動妳的肩膀、妳的脖子和妳的腰，讓身體更多的意識回來、感知回來，接著妳可以讓妳的意識想起今天妳穿的衣服顏色，妳在練習前看到四周的一切景象，如果妳覺得妳的意識回來夠多了，妳準備好了，就請妳慢慢地張開眼睛，我們結束練習，回到現實生活中的妳，回到真實、當下的妳。

練習導引二　愛的能量

這是帶領脈輪初體驗時，常使用的導引內容，如果妳覺得完整的心輪體驗不適合妳，那就從這個練習開始吧！

調整好妳的姿勢後，做幾次深呼吸，深深的吸氣，鼓脹妳的腹部，停留幾秒鐘後，再緩緩地吐氣，依照妳的速度、感覺，做幾次這樣的深呼吸，讓自己完全的緩和下來，現在慢慢地抬起妳的雙手放在心輪，用代表溫柔能量的左手掌心貼著心窩處，再將充滿堅強力量的右手掌心貼在左手手背上，感受掌心間的溫熱，帶著妳對自己的愛，慢慢的流入心輪，喚起心輪愛的能量，感受愛的能量從心窩處開始不斷的湧出，充滿整個胸腔，妳的雙手也充滿了愛的能量，現在輕輕地移動妳的雙手，讓手臂交叉在胸前，雙手掌心貼在肩膀的位置，透過妳的雙手，指引著胸腔愛的能量流入妳的肩膀，讓愛的能量取代妳肩膀沉重的負擔，對過去的執著，對未來的規劃與擔憂，花多一點的時間，以這個姿勢好好的呵護自己、擁抱自己，接著讓妳的手帶著滿滿的愛，慢慢地從肩膀滑向手指指尖，先一隻手滑至指尖後，再換另一隻手輕柔地滑向指尖，然後慢慢地讓雙手回到心輪的位置，感受一下，現在妳的胸腔、肩膀和雙手都充滿著妳對自己最溫柔的愛的能量，現在讓充滿愛的能量的雙手慢慢向上移動，來到妳的喉嚨，雙手輕輕貼著喉嚨，讓愛的能量流入，撫慰著因妳常無法說出心裏的話而卡住許多能量的喉嚨，得到安撫的力量，接著讓妳的雙手再慢慢地向上移動，透過雙手作爲指引，讓妳心輪愛的能量，隨著緩慢移動的雙手，牽引妳心輪不斷湧出的愛，進入下巴、口腔、雙頰、耳朵、眼睛，雙手一左一右的慢慢來到太陽穴的位置，讓愛的能量進入妳的腦細胞，讓愛暫時取代一切的煩憂，取代不斷旋轉的思慮所佔有的腦部空間，好好感受愛的能量流入妳每一個腦細胞，更新、補充能量，現在讓妳的雙手離開頭部，慢慢回到心輪交疊著，透過妳的雙手，跟隨妳的感知緩慢移動，引導想好好愛自己的能量，流入妳的整個胸腔、腹腔及所有的內臟器官，在妳特別想要好好療癒、補充能量的部位稍作停留，以便讓更多的愛給予能量，接著慢慢讓雙手掌心貼合著大腿，透過妳的意念將心輪愛的能量從尾椎向上流入脊椎、頸椎以及頭部後方，讓愛的能量從妳的脊椎向兩側的背部擴展，甚至擴展到身體之外，愛的光芒如同一對閃耀著光芒的翅膀，從背部向前包覆住妳整個身體，感受身體充滿愛與力量，接著讓愛開始向雙腿流動，流入妳的大腿、膝蓋、小腿、腳踝、腳掌到腳指頭，一個部位接著一個部位慢慢地流入愛的能量，同時妳也可以藉由雙手，帶領能量流動充滿雙腿，讓雙手再次慢慢的回到心輪交疊著，專注在妳心輪不斷湧出的愛的能量，讓更多愛的能量流入交疊的雙手，接著將雙手慢慢的向外展開，帶著妳滿滿的愛，藉由雙手，將愛的能量擴散到妳的四周，分享給的伴侶、家人、朋友、學伴和每一位妳想分送愛給予她的人，妳分享著愛，同時也被妳周圍愛的能量所包圍著，現在透過妳的雙手，掌心向上，承載著許多別人給予妳的愛，慢慢的收回來，回到妳的心輪，雙手再次交疊在心輪，隨著妳的感覺、喜歡的速度，進行幾次愛的分享與回饋，分享的同時，妳也獲得滿滿的愛，當妳覺得練習足夠了，就可以準備結束練習，慢慢地讓雙手交疊在心輪，讓擴展到全身的愛的能量，慢慢的回到胸腔，再慢慢地回到心輪，接著做幾次深呼吸，深深吸氣，緩緩吐氣，透過呼吸感覺空氣流過鼻腔、呼吸道與肺部，把妳身體的感知找回來，再做幾次深呼吸，讓身體的重量回來，感覺臀部坐在坐墊上的重量，動動妳的手指頭、腳指頭，動動妳的肩膀、妳的脖子和妳的腰，透過妳的雙手觸碰身體的部位，讓身體更多的感知回來，身體的重量回來，想起妳今天穿的衣服顏色，練習前看到的四周景象，當妳覺得妳準備好了，準備回到當下，現實生活中的妳時，就可以慢慢地張開眼睛，結束練習。

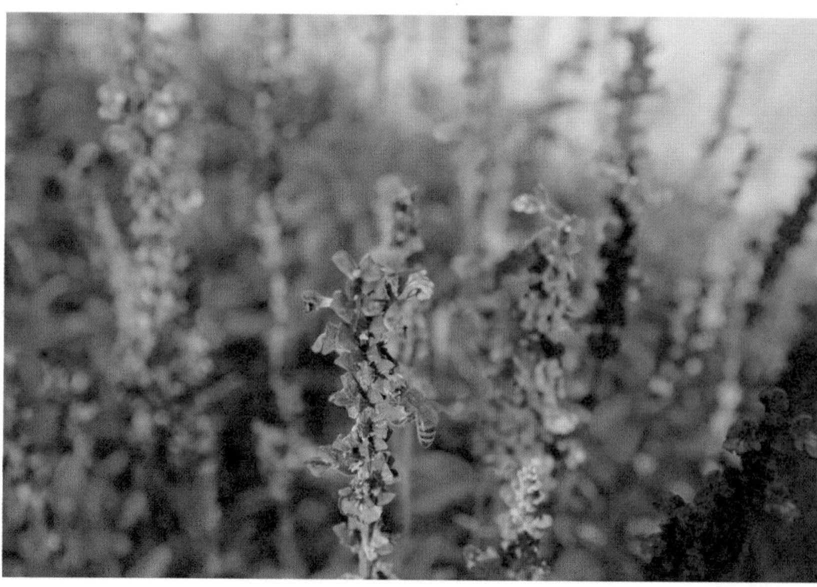

海底輪

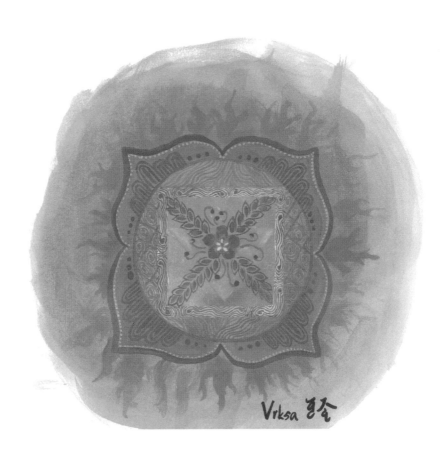

海底輪

海底輪是生命力之源，透過接地紮根的力量，與大地連結，感到穩定和安全，得以增強生命能量，覺得踏實的生活在當下。

一、梵文名：*Muladhara*穆拉達，意思是對基礎生命力的支持

二、色彩：紅色

三、相徵符號：四瓣蓮花

四、位置：會陰部，即尾椎與恥骨的中間處

五、生命課題：生存的安全感，人生安定的基石

六、生命議題：感受靈魂的根與大地萬物相連，踏實地活出自己的人生，落實生命的力量，找回失去的安全感。

七、平衡狀態：對於生活具有信賴感、基本需求感到滿足，覺得安全、穩定、快樂，以務實的人生觀，腳踏實地並充滿幹勁地過生活，對各種面對全新的事物或新的挑戰也會非常願意嘗試。

八、生理部位：不連接體內任何腺體，爲能量之源。

九、種子音：LAM

十、英文陳述感受：I Am（我存在）

十一、守護大天使：加百列
十二、推薦練習搭配精油：廣藿香、安息香、岩蘭草、薑、沒藥、花梨木
十三、元素：地
十四、手指：無名指
十五、眞理瑜伽手印：太陽手印、地手印

練習導引一　大地合一

如果妳練習的地方是乾淨的木質地板，可以鋪條大毛巾，若不是，建議可以在坐墊旁先舖好瑜伽墊，預先備好需使用的物品，才不會中斷練習哦！

做幾次深呼吸，慢慢的吸氣，再慢慢的吐氣，放慢呼吸的速度，也讓自己慢慢的放鬆下來，先將專注力回到心輪，擴展心輪的光與愛，充滿整個胸腔，流入肩膀、雙手，直達妳的指尖，讓光流入喉嚨、頭部、妳的五官、腦細胞和每一根髮絲，讓光再次從心輪出發，包圍妳所有的內臟器官，讓光從妳的尾椎，流入整條脊椎、頸脊，並擴展到整個背部，讓光從大腿根部，流入雙腿，讓妳的腳指頭都充滿著光，現在妳的全身從頭到腳充滿著光，讓光從妳的身體輪廓向外擴展，充滿每一層的氣場，感受美麗的光球包圍著妳，妳就在這光球的正中央。

接著讓自己的專注力來到海底輪，也就是會陰處的位置，讓更多的專注力集中在海底輪，透過專注慢慢感受海底輪紅光出現，感知不到光或顏色也沒有關

係，只要持續的專注在海底輪，能量自然會開始運作，讓紅光持續擴展開來，讓臀部到恥骨之間充滿著紅光，接著聚集更多的紅光來到大腿根部，讓紅光以前後左右同步的速度向下流動，充滿整個大腿，再三百六十度的包圍整個膝蓋，再向下流動，同樣以前後左右同步的速度包圍整個小腿，再持續向下包圍腳踝、腳掌和十根腳指頭，先停留一會兒，明確的感知紅光充滿雙腿，現在讓更多的紅光流入雙腿，並從腳掌、指尖向下流入大地，如同紅色的墨傾倒渲染在大地上，讓更多的紅光向四周擴散，藉由紅光讓妳與大地深深的連結在一起，當紅光不斷的擴展開來，漸漸地妳感受到妳的雙腿如同腿的根一般，深深的札根在這片大地，深入泥土裏，讓自己的臀部慢慢地離開坐墊，放輕妳的動作，慢慢地讓自己臉朝下，雙手、雙腳自然的向前後伸直，完全趴伏在地面（如果妳練習的地方不是乾淨的木質地板，建議可以趴伏在瑜伽墊上），感受自己完全地與大地融合在一起，沉靜在大地的土壤之下，此時的妳是高聳的山林、是動物奔跑的草原、是潺潺流動的溪水，妳成為大地的一份子，花點時間讓自己好好的感受，成為大地、成為生命轉動力量的妳，妳的生命變得更加具有意義，妳感受到生命連結大地的這股踏實感、安全感和安定的力量。

當妳覺得足夠時，慢慢移動妳的身體，回到原來靜坐的姿勢，透過幾次深呼吸，明確的感知呼吸時，空氣在妳的鼻腔、氣管間的流動，慢慢的把感知找回來，再透過幾次呼吸，感受妳臀部坐在坐墊上的重量，把身體的重量找回來，動動手指頭、腳指頭，動動妳的脖子、肩膀和腰，更多身體的感知回來，用雙手觸頭頭部、手臂、身體和雙腿，找回身體的輪廓，如果妳覺得感知回來的夠多了，做最後幾次的深呼吸，告訴自己妳已經準備好讓自己回到此時此刻，回到當下的練習妳，慢慢張開眼睛，結束練習。

練習導引二　生命踏實

剛開始體驗海底輪，可以試著以「站立」的姿勢來做練習，更能明顯感受雙腿深深札根的沉重感。

做幾次深呼吸，深深的吸氣，再緩緩的吐氣，透過呼吸，讓自己沉靜下來，放空妳的思緒，只專注在呼吸感覺身體輕鬆了，心平靜了，就代表妳已準備好進入冥想的練習。

讓專注力完全集中在海底輪，會陰處的位置，聚集所有的的意念於海底輪，慢慢感受海底輪紅光出現，感知不到光或顏色也沒有關係，只要持續的專注在海底輪，能量自然會開始運作。讓紅光擴展充滿整個會陰部、臀部和大腿的根部，讓紅光非常飽滿、密集的遍佈這整個區域，直到妳確認紅光的密實後，再將紅光逐漸的推展到雙腿，直達10根腳指頭，甚至從妳的腳掌、腳指頭開始向妳所站著的地面擴散出去，紅光如同紅色墨汁傾倒在萱紙上一般，瞬間向四面擴散開來，停留一點時間，感受紅光的擴展與下沉的力量。

專注力再次回到海底輪，聚焦更多的紅光，接著藉由妳的意念，聚焦這股紅光，讓紅光順著妳已疏通的能量通道，再次分別流向雙腿，流向與地面貼合的腳掌處，感受紅光聚集整個腳掌帶來的熱度，讓雙腳貼合地面處如同被一股熱浪所溶蝕，雙腳陷入地層中，持續讓紅光向下垂直延伸，穿過地球的表面，向地球中心延伸而去，持續垂直向下延伸，直到妳的紅光碰觸到在地殼深處緩慢滾動的熾熱能量，瞬間與從海底輪延伸而出的紅光連結在一起，透過意念，感覺妳已連結到地球中心那一片金黃色光芒的高頻能量中，接引著炙熱的能量豎立而上，讓金黃的能量流入妳的海底輪，感受海底輪因流入高頻能量，一起旋轉運作著，使海底輪的紅光揮去原來的暗淡，顯得明亮且光彩飽滿，明亮的紅光也進入妳的雙腿，瞬時雙腿如同烈焰燃燒著，充滿著重生的力量，讓雙腳開始一左一右踏著地面，每一次腳掌踩踏地面的瞬間，感知生命的力量撼動大地，步調無需求快，只是著重在感受踏足剎那，將海底輪對生命的踏實感深植於大地，同時也釋放一切來自本我庸人自擾的煩惱與困頓，享受大地對一切的包容與接受，帶著對生命重生的熱忱，持續踩踏著大地，樂於生命的活躍、存在的希望、感恩的美好，妳願意放下一些不必要的執著、物質的欲念，回到實實在在生活在每一個當下，珍視每一個關懷與祝福。當妳已深刻感受到，這種意念的轉變將會爲妳帶來嶄新的人生與生活時，便可以慢慢的放慢踩踏的速度和力度，準備開始慢慢地結束這個練習。

讓踩踏的動作慢慢地停下來，雙腳沉穩的站立於大地，即使妳感覺自己已深陷於地面下也沒關係，我們將慢慢的將能量縮回到海底輪後，再準備結束冥想練習。先將專注力回到海底輪，讓妳的意念協助妳暫時切斷與大地中心連結的高頻能量，接著讓紅光從四周的大地縮回到妳的腳掌，再從腳掌和10指腳指頭的紅光慢慢向上往海底輪流動，讓下腹部的光也慢慢的向海底輪的中心移動，讓紅光完全聚集在一起，聚集在會陰處形成一個妳覺得舒服、適合大小的圓球，最後再次感受海底輪練習，爲妳找回生活踏實的幸福感，妳已準備好將結束練習，回到現實生活中的妳，做幾次深呼吸，深深的吸氣，相信自己已找回生命的意義，緩緩吐氣，妳已放下不需要的執念和煩憂，再次深深的吸氣，肯定自己是幸福的、是快樂的、是充滿愛的，再緩緩吐氣，感覺自己吐氣的輕盈與安在，最後一次吸氣，吸入滿滿的四周能量，妳將以充滿能量的心來好好感受生命中的一切，妳已經準備好要結束這次的冥想練習，回到現實生活中的妳，最後一次緩緩吐氣，同時動動妳的手指頭、腳指頭，再動動妳的脖子、腰和臀部，把身體感知的慢慢地找回來，以雙手輕柔地撫摸雙腿、手臂、頭部和身體，慢慢地把身體輪廓找回來，最後雙手輕輕的撫摸著臉，再做一次深呼吸，感受輕鬆與愉悅，然後慢慢張開眼睛，回到此時此刻，結束練習。

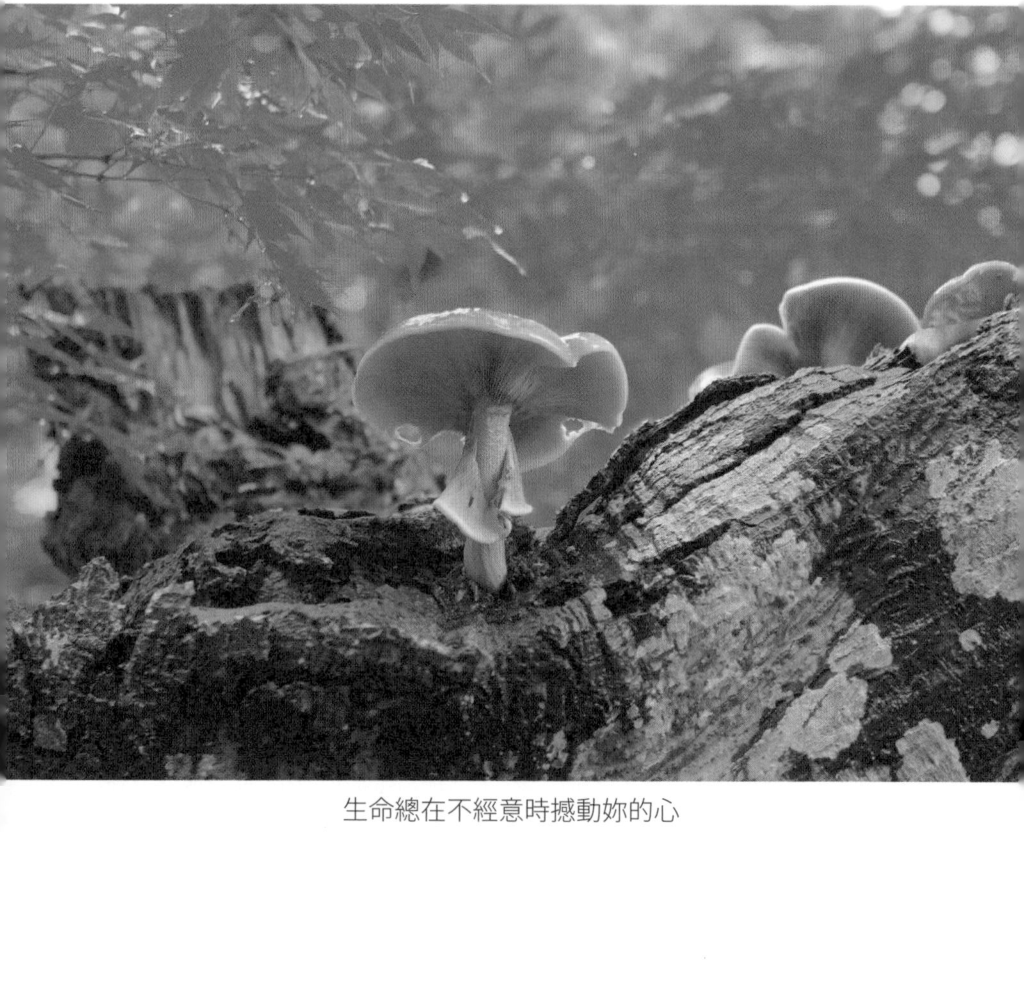

生命總在不經意時撼動妳的心

臍輪

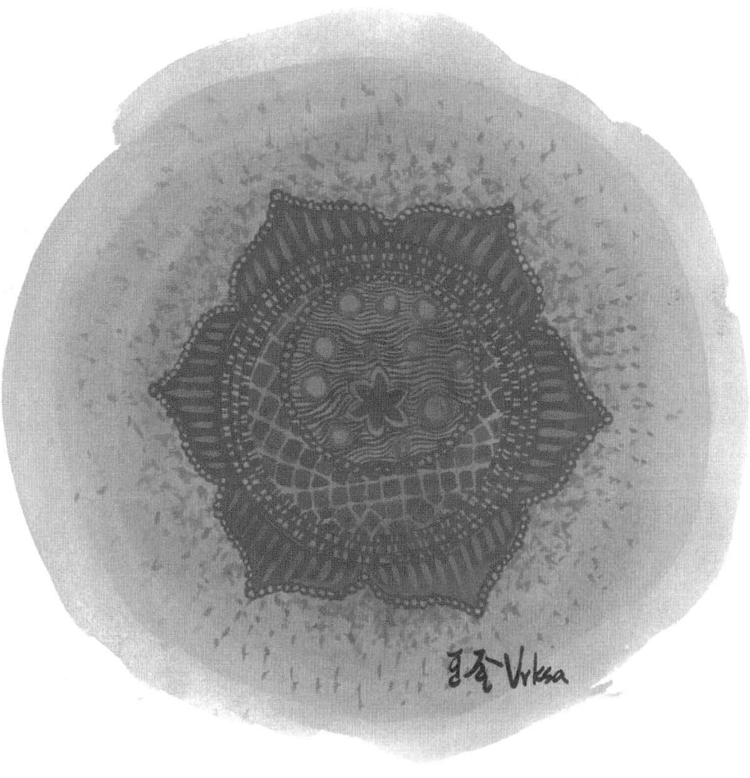

臍輪

臍輪是生命力的中心，對於人際關係的建立或情感表達的自如，以健康且平和的方式隨著生命的流動，進而與所處環境產生共鳴、尋得平衡點。

一、梵文名：*SVADHISHTHANA*，史瓦迪斯坦，自我的居所，奠定位置及延續

二、色彩：橘色

三、相徵符號：6瓣蓮花

四、位置：肚臍下方三吋四指處

五、生命課題：生命的喜悅，情緒、創意的表達

六、生命議題：將創造力量運用於所有層面，覺察處在起伏的人生中，輕鬆優雅的體驗生命，引導自身朝向奉獻之道。

七、平衡狀態：輕易發揮創意的活動力，釋放壓抑的情感、慾望和解放情感依戀傾向，使情感和慾望如同清澈水流般在生命之河中自然的一起流動。

八、生理部位：卵巢、睪丸

九、種子音：VAM

十、英文陳述感受：I Feel（我感受）
十一、守護大天使：加百列
十二、推薦練習搭配精油：伊蘭、快樂鼠尾草、大西洋雪松、茉莉、橙花、紅桔、甜茴香、葡萄柚。
十三、元素：水
十四、手指：小指
十五、眞理瑜伽手印：生命力手印、水手印

練習導引一　橘光溫泉

做幾次深呼吸，和緩且輕盈的吸氣，再緩慢且輕鬆地吐氣，透過幾次呼吸，讓自己的身體和內心逐漸的放鬆下來。

接著讓自己的專注力集中在臍輪，肚臍下方約四根指頭的距離處，在此處體內的中心處感受一股明亮的橘光向四周擴展，橘光逐漸地擴大，擴大到包圍整個腹部，包圍妳的腸子與生殖器官，同時也包圍著靠近身體後方的腎臟，整個腹部完全籠罩在橘光之中，非常的溫暖、舒適，甚至感受到腹部有些微的鼓脹感，享受著這股活力充沛的力量及暖和的溫度。

再一次將專注力拉回臍輪，透過全然的專注在臍輪的中心點，藉由更多的專注，漸漸地妳感受一股溫熱感如同地底自然發光、發熱的溫泉，正不斷地湧出，釋放出妳所有的情感，不論好與壞、正面或負面，每一種情感的原素，都是妳生命原動力，解開在妳臍輪的一切束縛與壓抑，讓所有的情感如同湧出的溫熱泉水任其自然的向四面八方流動，帶著暖烘烘的能量向外漫延，溫熱感浸潤了妳的腹部、臀部和雙腿，妳感覺肚臍以下的部位完全都浸泡在溫暖的泉水之中，暖和又舒坦，讓妳自然而然的將下半身完全鬆懈開來，這種輕盈、放鬆且柔緩的感受，令妳不自覺地想要躺下來，讓全身都浸泡在這種溫暖的能量裏，正如妳所想要的，慢慢移動妳的身體，移動的過程若安全是毫無疑慮，盡可能閉著眼睛慢慢調整姿勢，慢慢地想像著妳支撐著身體準備躺下的雙手先浸入溫泉裏，隨著身體慢慢地上仰平躺，溫暖的感覺了慢慢的向上漫延到妳的上半身、肩頸、臉部，甚至到每一根髮絲都逐步地浸潤在溫暖的泉水之中，讓自己舒服且安全的仰躺著，享受一股如溫暖泉水的能量，從頭到腳包圍著妳，妳浸潤在一個充滿生命力量、喜悅與幸福的能量之中，補充著妳實踐生活所需要的行動力與衝勁，躺在生命之泉中，內心平靜的妳，細細品味著生命中曾觸動妳心的那些細微感動與快樂，懂得生命的喜悅原來如此容易，透過全身浸潤在溫暖泉水中，慢慢讓溫暖柔和的能量滲入每一個細胞、融入妳的心，讓妳的身心自然散發出平和、喜悅的能量。

當妳覺得已享受足夠這場滋養的溫泉冥想練習，就可以逐步找回身體的感知，慢慢結束練習，首先，做幾次深呼吸，明確感受吸氣、吐氣間空氣在鼻腔、呼吸道中的進出，感覺身體非常的輕鬆，妳的身體得到了短暫的休息與活力的補充，接著動動手指頭、腳指頭，再動動脖子、轉轉肩膀、動動腰，最後三次的深呼吸，深深吸氣，緩緩吐氣，告訴自己妳將要從冥想的狀態回到真實生活中的妳，最後一次深呼吸，妳已準備好回到此時此刻，當下的妳，妳已非常肯定，慢慢張開眼睛，結束練習。

練習導引二　連結勇氣的力量

拿回勇氣，讓妳的每一個念頭、話語、行動，都充滿著勇氣的能量支持，開始會在適當時候說出對他人的讚美、制止他人錯誤的行爲發生、在準備說出傷人的話語時停止，甚至保持緘默等自發性的改變外，更能在妳未來將踏入更高靈性體驗時，秉持眞實的勇氣朝著陽光走去，帶著無比的信心，穩定且有耐心地走在妳的靈性道路上，即使碰到困惑、分叉點或停滯不前的階段，妳都能透過勇氣的精細力量，跨越恐懼，做出智慧與慈悲的選擇、讓更多的光擴展，進入喜悅的最高殿堂。

這個練習之前，妳需要找個空曠一些的房間或地點，練習中可以讓妳安全的走動，並且點燃一盞燭光，如果可以選擇深藍色的玻璃杯，盛裝著蠟燭，沒有深藍色的玻璃杯，就用透明或任何一種不會讓妳燙傷又可看到燭心火光的玻璃或陶瓷容器均可。

讓自己站在房間的中央，點燃燭光，放在自己的前方桌上，輕輕地閉上雙眼，做幾次深呼吸，深而緩慢的吸氣，平穩且安定的吐氣，讓自己的身體、思緒都逐漸地的安靜下來，每一次的呼吸都讓妳愈來愈專注，愈來愈平靜，讓自己慢慢地進入準備好的狀態，來享受這場靜心盛宴。

將專注力完全集中在妳的臍輪，這個位置靠近鍛鍊內氣時「丹田」之所在，透過專注，讓臍輪的能量擴展、運轉，釋放一切的情感與情緒的感知，不約束它，任它自在流動。

當妳感受到臍輪的橘光帶著各種的情緒流轉時，慢慢張開妳的眼睛，雙眼專注看著燭光，讓燭光喚醒妳內在的恐懼、痛苦、怯懦及壓抑的情緒，讓所有情緒在全身流轉，也勾引出累積在身體各部位的情緒與情感，現在透過妳的意念，將這些情緒慢慢地擠壓，隨著內在情緒與情感的擠壓，讓自己的身體也隨之向內縮緊並逐漸的蹲低下來，以雙手緊緊地擁抱自己，使妳能更安心的將苦、壓抑與恐懼的情緒更多的釋放出來，此時妳給予自己的擁抱就是最安全的保護罩，讓身體緊繃與捲曲，讓每一處的肌肉都緊繃起來，讓每個部位都貼合的更緊密。

接著想像一道耀眼的光芒，從妳的頭頂灑下，光照耀在妳的身上，溫柔且明亮，這道光帶領著妳逐漸地放鬆下來，慢慢地讓身體、四肢舒展開來，讓妳自己站立在光的包圍下，讓身體和內在情緒完全的釋放、舒展，自然地與光共振，使妳全身充滿了勇氣且能量平衡，泰然自若、高昂引首的站立著，挺直身和頭部，並放鬆全身肌肉與關節，內心極爲平和且舒暢，不帶有任何情緒，讓呼吸變得深沉且感知敏銳，改變妳的姿勢，直到妳找到一個最能深刻表達此時全身充滿勇氣與力量的姿勢，並好好觀察這個姿勢。

維持這使妳充滿勇氣與力量的姿勢，慢慢感受妳的四周更加明亮，透過妳最純粹的直覺力，讓光指引妳，往最溫暖、最適合妳、最光亮的方向走去，直到妳感受到足夠的光亮，將這一瞬間烙印在腦海中。

此時勇氣的力量已充滿全身和氣場，成為妳的一部分，透過深沉的呼吸，將勇氣與信心的能量注入每一個細胞中，深深地吸氣，吸入更多勇氣之光，肯定「勇氣」已深入妳的體內。

接著準備結束練習，透過幾次呼吸，明確的感覺空氣流進、流出妳的鼻腔和呼吸道，把呼吸的感知找回來，再做一次深呼吸，動動手指頭、腳指頭，把意識及身體的感知慢慢找回來，動動身體每處關節，找回更多的身體感知與輪廓，做最後幾次呼吸，找回當下身體重量，想起練習前妳看到周遭一切景象，肯定自己將結束練習，回到此時此刻眞實生活中的妳，然後慢慢張開眼睛，結束練習。

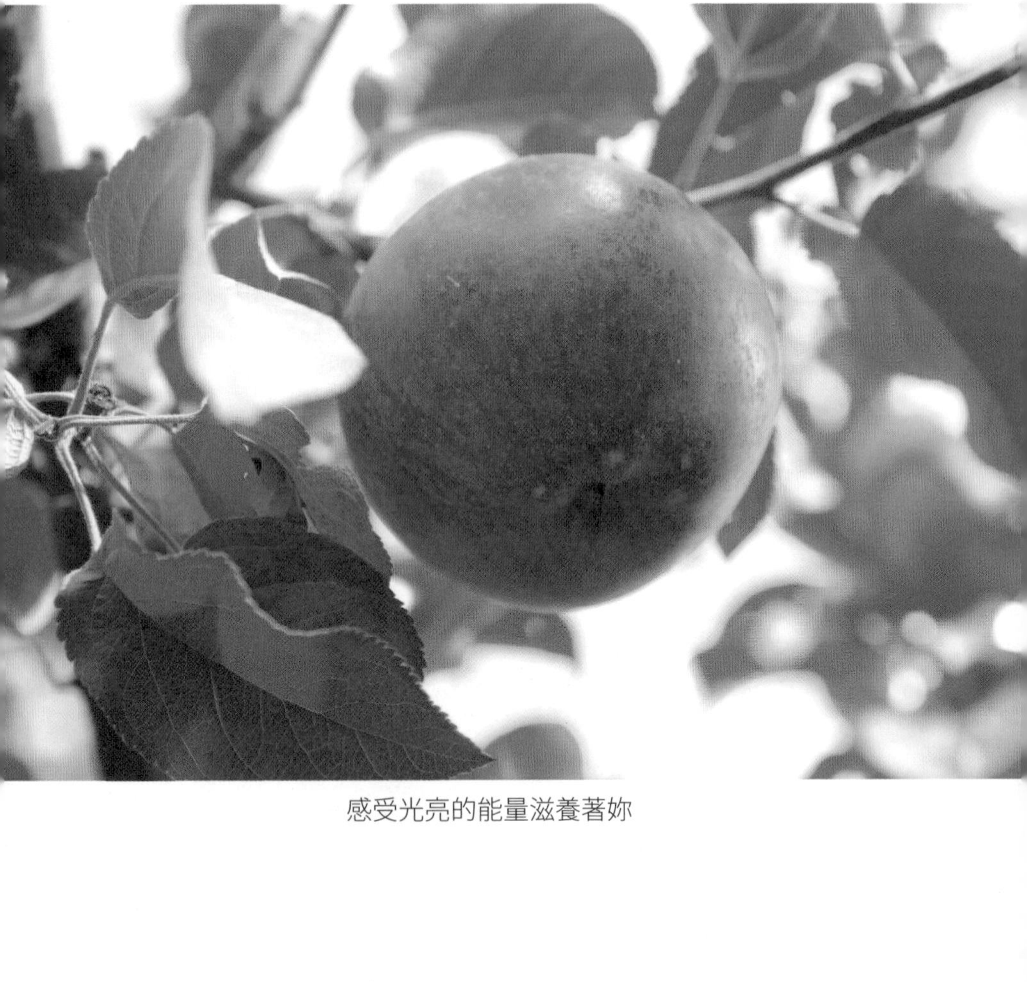

感受光亮的能量滋養著妳

太陽神經叢輪

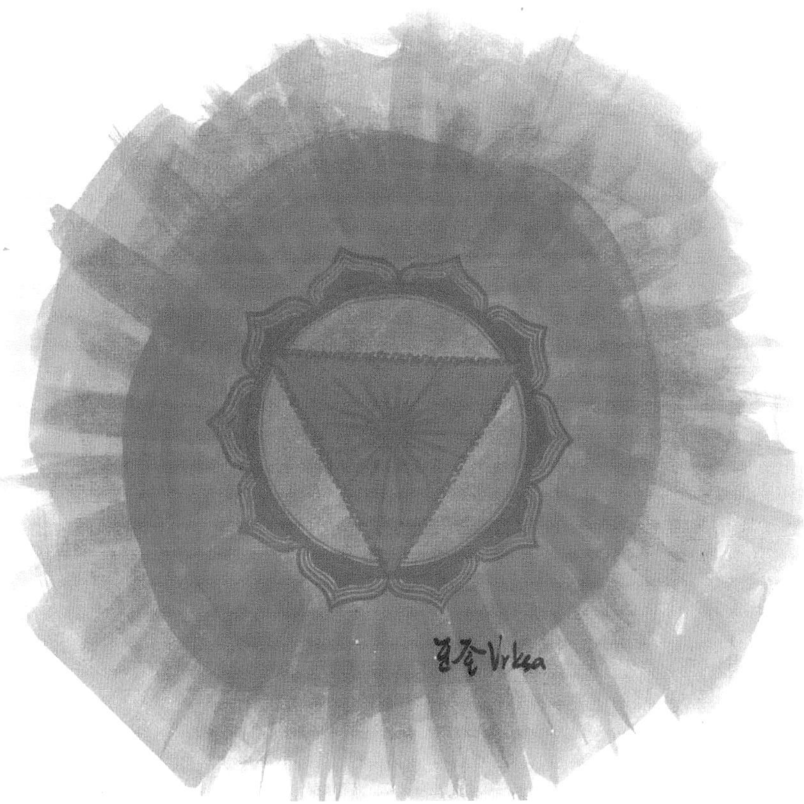

太陽神經叢輪

太陽神經叢輪是自我中心的所在，透過足夠的自信心，付諸行動、自我約束，發展出豐富的創造力和直覺技巧，展現個人權力與責任，獲得實現願望的能力。

一、梵文名：*MANIPURA*，瑪尼普爾，使身體珍寶完整
二、色彩：黃色
三、相徵符號：黃色的10瓣蓮花
四、位置：胸骨的底部，胸骨下四指處
五、生命課題：自信的活出眞實自己，爲人生的決定負責
六、生命議題：經驗的吸收與適應，運用辨別能力，正向使用個人力量，整合更高覺性，爲行爲增添巧妙光彩，卻也沉靜內在寂靜之中，顯化生命目標。
七、平衡狀態：解除妳的焦慮和恐懼，以眞誠的力量和接納、容忍他人性格，進而增強個人的力量發光發熱，自然吸引他人，成爲領導者，同時爲自己和他人增進利益。
八、生理部位：胰腺、腎上腺

九、種子音：RAM

十、英文陳述感受：I Do（我行動）

十一、守護大天使：烏列爾

十二、推薦練習搭配精油：檸檬香茅、羅馬洋甘菊、甜橙、野馬鬱蘭、葡萄柚、羅勒、黑胡椒、胡蘿蔔籽。

十三、五元素：火

十四、手指：拇指

十五、眞理瑜伽手印：消化手印、風動手印

練習導引一　內在小太陽

做幾次深呼吸，慢慢的吸氣，再慢慢地吐氣，讓自己的身體和思緒都慢慢的安靜下來。

接著讓自己的專注力集中在太陽神經叢輪，透過專注讓太陽神經叢輪閃耀出亮眼的黃光，雙手掌心貼在胸骨下緣的橫隔肌處，讓內在的小太陽開始發光、發熱，黃色的光線以三百六十度的方向，向四面八方照射出去，讓太陽神經叢輪的四周和雙手掌心都充滿著溫暖及生命的張力，持續擴展黃光，使其充滿胸腔下緣及上腹部，雙手掌心向胸腔下緣的右側移動，藉著雙手接引更多的黃光包覆妳的肝、膽這2個內臟器官，讓溫暖的黃光，爲它們補充能量、注入鮮活的光，化解生活中帶來的疲累，與行動上感受到的阻礙，接著讓雙手掌心改向胸腔下緣的左側移動，牽引著黃光包圍住脾臟、胰臟和胃，讓更多溫暖的能量流入胃部，溫和的光在胃部閃耀著，讓能量在胃部順暢的流轉，再藉著雙手輕輕推動，讓協助多餘的能量流向小腸，以舒緩胃部的鼓脹或不適感，雙手慢慢地放回大腿上，不論妳是否結著智慧手印，都讓掌心向上，感受黃光不斷的擴張、閃耀著光芒，不只是上腹部的身體部位，更擴展到身體之外的氣場，持續讓妳體內的小太陽光芒愈加耀眼明亮，透過光包圍著妳，妳感到充滿無比的自信，擁有準備好迎向未來挑戰的行動力，妳將帶著這股力量回到眞實生活中，以堅定的信心和活力去面對生活與工作的一切。

當妳確實感受到這股力量充滿著全身，就可以慢慢地結束練習，回到眞實生活中的此時此刻，把閃耀的黃光帶入妳的生活中。透過幾次深呼吸，吸氣時感覺空氣流入鼻腔和呼吸道，進入肺部，吐氣時，感受身體的輕盈自在，好好感受此刻呼吸與練習前的不同之處，是不是更舒心順暢，深呼吸後，動動手指頭、腳指頭，把身體末端的感知找回來，再次深呼吸，動動肩膀、脖子，慢慢的把身體的感知找回來，持續的深呼吸，逐一動動身體每處關節，找回更多的身體感知與輪廓，做最後幾次呼吸，找回當下身體重量，想起練習前妳穿著的衣物顏色和四周一切景象，並且肯定自己將結束練習，回到此時此刻眞實生活中的妳，然後慢慢張開眼睛，結束練習。

練習導引二　陽光精華

中醫養生家認爲，唾液爲腎的精華之液，有滋潤皮毛、五官，濡養內臟、骨髓之功效。這是一個需要一點點想像力並結合中醫養生小功法的冥想練習，練習結束後是否有養生健腑的功效，就得靠妳自己細細品味了。

進行幾次深而勻長的呼吸，藉由專注於吸氣與吐氣間，將妳的意念集中在呼吸上，使妳的身體逐漸放鬆，心慢慢的安靜下來。

現在將專注力集中到妳的太陽神經叢輪，透過專注慢慢感知一股明亮的黃光在此閃耀著光芒，試著擴展太陽神經叢輪的黃光，包圍整個上腹部，讓黃光持續的擴大，充滿整個身體，並逐漸向氣場擴張，讓自己盛爲一顆耀眼的黃色光球。在妳的頭頂上方，明亮的陽光在正照耀著，溫和卻帶有力量的光線灑下，與太陽神經叢輪擴展的光交錯、連結在一起，讓陽光的熱力協助妳更自在的展現生命的黃光。

此刻沐浴在溫暖陽光下的妳，如同一顆等待新生的稻穗種子，接受著光的滋養，在充滿生命力的光芒照耀下成長，從長出鮮綠翠芽，細長綠葉隨意伸展，搖曳風中，持續吸收陽光精華茂盛生長，直到結出粒粒的稻穗，不斷地彙集著光的能量，成爲飽滿而低垂的金黃稻穗，接著透過妳的意念、妳的想像，富含生命能量的稻穗正垂掛在妳的眼前，緩慢的移動妳的雙手，以掌心捧接著光采耀眼的穗粒，感受吸足能量的穗粒在妳手中的重量或能量或光采，同時請妳將舌尖輕輕地頂在靠近牙齒的內側上顎、下顎處，左右各轉36圈，這樣的轉動會使妳的口中產生唾液，藉由舌生津後，以分三次慢慢的將口水吞入，並將雙手靠近嘴巴，想像著吞津的同時，也將手中的精華穗粒吞入，持續以意念或是以想像也可以，讓這顆吸收光的精華的穗粒，進入妳的身體、妳的胃、妳的腸道，光不只協助補充妳消化系統的能量，更藉由消化吸收，將生命的力量帶到全身。

專注力再次回到太陽神經叢輪，感受此刻的妳和一開始練習時，太陽神經叢輪黃光擴展的能量有何不同，是否更加明亮、飽和且平衡，花一點時間感受太陽神經叢輪能量的運轉和帶動體內能量的流動。

直到妳覺得練習已足夠時，就可以慢慢地將擴展到氣場、全身的黃光收回，逐漸的向內縮回，回到太陽神經叢輪所在之處，並且可以再將黃光持續的再收縮，縮到妳覺得適合、舒服的大小，接著做幾次深呼吸，感覺吸氣、吐氣間，空氣在鼻腔的流動、進入呼吸道、吸入肺部的感覺，然後動動手指頭、腳指頭，從肢末處開始慢慢的轉動每一個關節處，逐漸地把身體的感知找回來，最後再做幾次深呼吸，讓自己準備好回到當下，回到此時此刻，當心確定回來了，就可以慢慢張開眼睛，結束練習。

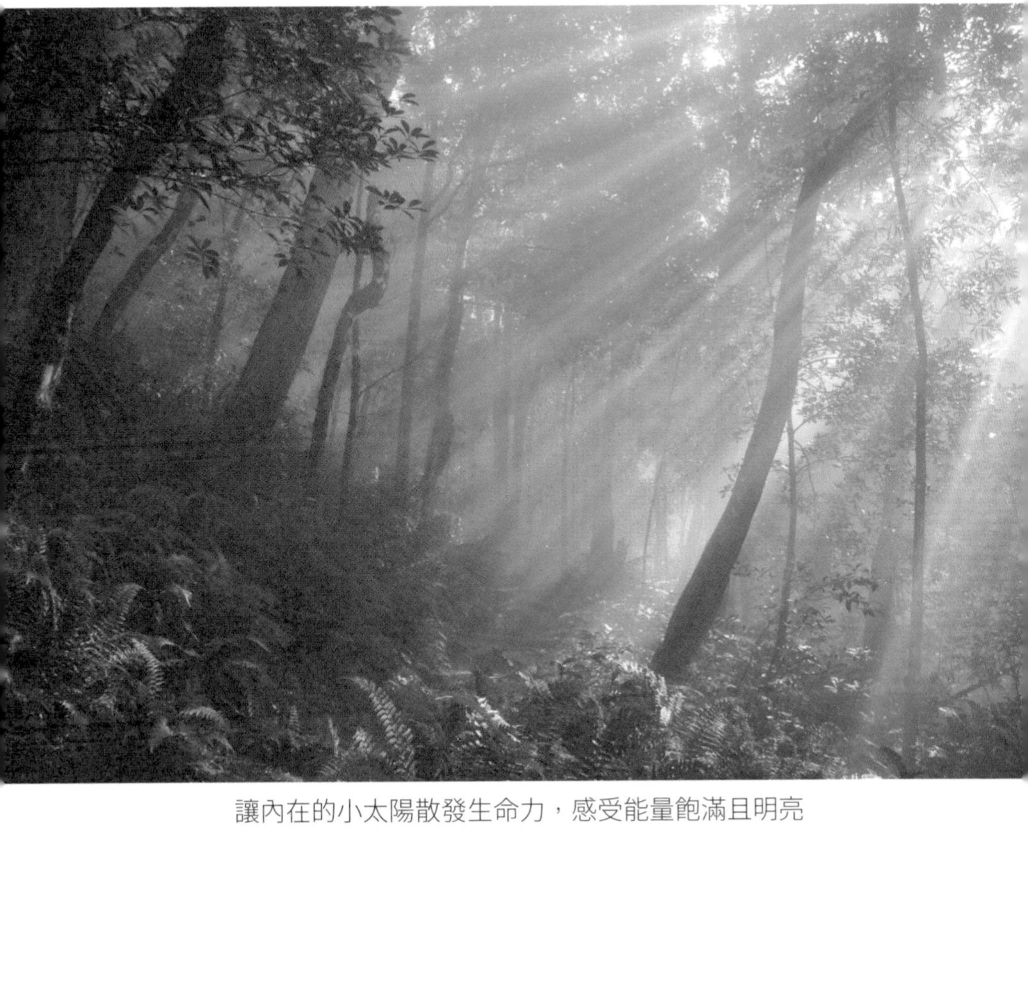

讓內在的小太陽散發生命力，感受能量飽滿且明亮

喉輪

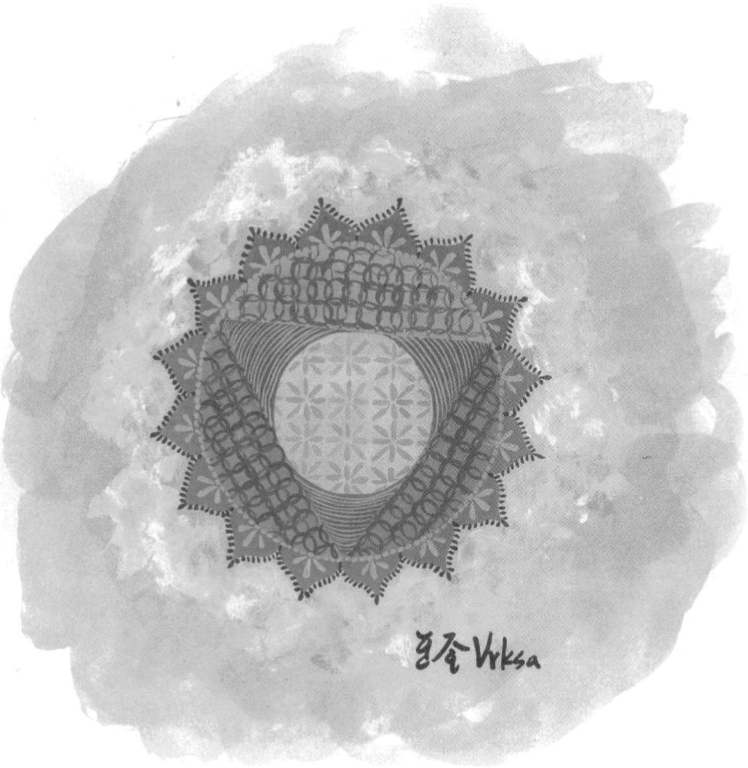

喉輪

喉輪是意志的中心，誠實表達自我意識和想法，學習以眞實的態度、最好的方法，表達自己的選擇，接受自己的獨特性，對生命眞相的道路保持敞開。

一、梵文名：*VISHUDDHA*，維蘇迪，更新、純淨之意

二、色彩：水藍色

三、相徵符號：16瓣蓮花

四、位置：脖子與鎖骨間的凹陷處

五、生命課題：表達、溝通、分享以及給予

六、生命議題：保持開放的心胸和好奇的態度面對批評，解放表達眞相的能力，有效的溝通需求，展現吸引人的流暢口才。

七、平衡狀態：釋放阻絕聆聽內在的恐懼，眞誠表達自我，自然的以高層次本我通過言語表達生命本體，獲得踏實、自在的感受。

八、生理部位：甲狀腺、副甲狀腺、耳朵、喉嚨。

九、種子音：HAM

十、英文陳述感受：I Speak（我傳達）

十一、守護大天使：麥可

十二、推薦練習搭配精油：玫瑰草、綠花白千層、茶樹、冷彬、藍膠尤加利、澳洲尤加利、歐洲赤松。
十三、五元素：空
十四、手指：中指
十五、眞理瑜伽手印：天空手印、零手印

練習導引一　連結天空

生活的壓力和快節奏，除讓呼吸變的短淺、肩頸僵硬，甚至酸痛麻，也會使肩膀不自覺得向內擠縮，壓迫著胸腔。舒緩壓力產生的肩頸不適，可以先擴展心輪，再開始進入喉輪的冥想練習，放鬆的效果會更好哦！

做幾次深呼吸，慢慢的吸氣，再緩緩地吐氣，讓呼吸變得輕鬆、變得細長且均勻，專注呼吸的同時，也讓自己平靜下來，身體愈來愈輕鬆，暫時放掉雜亂地思緒，如果妳的思緒仍不停的轉動，就再多做幾次的深呼吸，讓更多的專注在吸氣與吐氣之間，當思緒不再那麼紛亂時，就代表妳已準備好進入冥想練習。

專注妳的心輪，開啟心輪的綠光與能量，讓綠光充滿胸腔，流向肩膀、流入雙手，直達指尖，讓綠光流入喉嚨，包圍整個脖子，持續讓綠光流動，包圍所有五官，流入頭部和每一根髮絲，回到心輪讓更多的綠光流出，包圍所有內臟器官，充滿胸腔與腹腔，讓綠光從尾椎向上流過整條脊椎、頸椎，放鬆背部和肩頸，綠光從大腿根部流向腳尖，感受全身被綠光的溫柔所包圍著，更擴展綠光到每一層的氣場，一道美麗的綠光能量保護罩將妳包圍在其中。

接著專注力移轉到喉輪，放鬆牙關，使喉輪能量更容易的擴展，釋放肩頸的酸痛、緊繃的能量，使其飄移離開妳的身體，並墜入大地，當不舒服的能量釋放夠多後，將心輪支持的力量傳送到喉輪，放鬆喉輪，使得喉輪的淡藍光開始自然的流轉、飄散開來，讓淡藍光包圍整個脖子的區域，向下飄落、覆蓋著雙肩，並從頸椎的底部流入，向上一節節的流動，同時一節一節的放鬆妳的頸椎，鬆到使妳的頸椎完全沒有力量支撐著頭部，順其自然地抬高妳的下巴，使妳的頸椎得以暫時完全的沒有任何負擔，不需擔負著一絲支撐的力量，持續不斷的擴大淡藍光，直到淡藍光與頭頂上方那片晴空連結在一起，天空中的白雲被風輕輕的吹動著，隨著雲朵輕緩的移動，想像妳的喉輪就像天空的白雲一樣輕柔無憂，維持高仰抬頭的姿勢輕輕的左右移動著妳的脖子，協助妳的肩頸的緊繃更加舒緩與放鬆，妳可以想像一陣和煦的風吹過天空，也吹入了妳的喉輪，風帶來的涼爽、輕快，也協助妳更開展喉輪，使能量更順暢的流轉在四周，晴空中微細的雨絲落下，洗滌妳的喉輪，帶來一股沁涼與潔淨，使喉輪的淡藍光更加明亮且清晰，享受妳的喉輪如同清明晴朗的天空般，更多的釋放妳喉嚨、肩頸的不適感，讓風、讓雲、讓雨，爲妳帶來輕盈自在的能量開展。

當妳享受足夠喉輪的放鬆與開展後，慢慢讓自己的淡藍光從天空中分離、縮回，回到妳的喉輪的中心位置，同時也將擴展包圍妳氣場、全身的綠光縮回，回到心輪，最後配合著幾次的深呼吸，及轉動身體的每一部位，讓意識回來，讓身體的感知回來，當意識與感知回來的夠多了，就可以再做幾次深呼吸，讓自己準備好回到此時此刻，回到眞實生活中的妳，慢慢張開眼睛，結束練習。再一次感受，現在的呼吸是否輕盈舒暢許多。

練習導引二　說出內在的聲音

做幾次深呼吸，深而長的吸氣，緩且勻地吐氣，輕鬆的呼吸，並且呼吸地頻率變得細長且均勻，藉由專注呼吸，讓自己的心安定，讓身體放鬆，讓思緒暫時離開妳的腦袋。

開展喉輪，說出內在的聲音之前，妳得先用「心」仔細聆聽身體內在的聲音，所以請妳擴展心輪的光，充滿妳的胸腔、雙手、頭部、腹腔、背部、雙腿，並將光擴展至雙手手臂展開寬度的氣場，而妳就在這圓形的光球之中，現在的妳全身、氣場都充滿著心輪的光，想要好好關照自己、愛自己、瞭解自己的光，靜下心來，在一片寂靜之中，先感受身體那裏不舒服，那裏不順暢、壓抑、酸澀、疲累，不好的感覺往往總是比好的能量來的容易發掘，將妳的愛、妳的光流向那個部位，安撫它、呵護它、支持它，接著再試著找出體內那些部位是雀躍、喜樂、歡愉、幸福的，什麼也不用做，就只要知道它、感受它。

現在將專注力移轉到妳的喉輪，擴展喉輪的淡藍光，帶著妳想更深入地瞭解自己的意念，讓淡藍光流到剛才妳所感知到的每一個部位，聆聽身體內在的聲音，讓妳知道它的不舒服或快樂起源爲何，即使妳感知不到任何訊息也沒關係，只要將心輪的力量、喉輪的淡藍光帶到每一個觸動妳任何感覺的部位就好，從頭到腳，細細的覺查身體的每個部位、脈輪的狀況，透過心輪的光，給予身體部位及內在的妳更多的認同與接受，讓喉輪的光流入，給予展現眞實的自己更多的支持與力量，當妳細細體查一切後，藉由妳的雙手交叉於胸前，來好好的擁抱自己，現在請妳試著放下妳所覺查到不能滋養妳身心靈的感知，透過意念讓自己釋放體內感知到的壓抑、緊繃、疼痛、喜悅與幸福，解開停留在身體某一部位的束縛，讓這些不同頻率、品質的能量流入喉輪，接著開展妳的喉輪的淡藍光，讓淡藍光帶著這些能量，震動妳的聲帶，隨心所欲地說出一長串連妳自己聽不懂的語言，不需經過大腦來思考組織語言，如果眞的說不出來，可以先試試幾次以發出「啊」、「嗡」或其他的聲音來取代，眞實的表達內在感知到的一切後，妳會發現喉輪的能量，如同攀越山峰頂端的雲瀑一般，傾瀉而下的快意和坦然，隨著喉輪的光向四周流動、擴展。

現在將慢慢的結束練習，進行幾次深呼吸，動動手指頭、腳指頭，動動肩膀和腰，逐步的找回身體所有的感知與意識自己正在那裏進行冥想練習，再以最後三次的深呼吸，讓自己完全的準備好結束練習，慢慢張開眼睛。

在生活中，總有些難以真實說出口話，以聽不懂的語言來表達被深藏在體內的話，用一種更輕鬆、有趣的方式宣瀉出來，是非常愉悅的體驗練習。

眉心輪

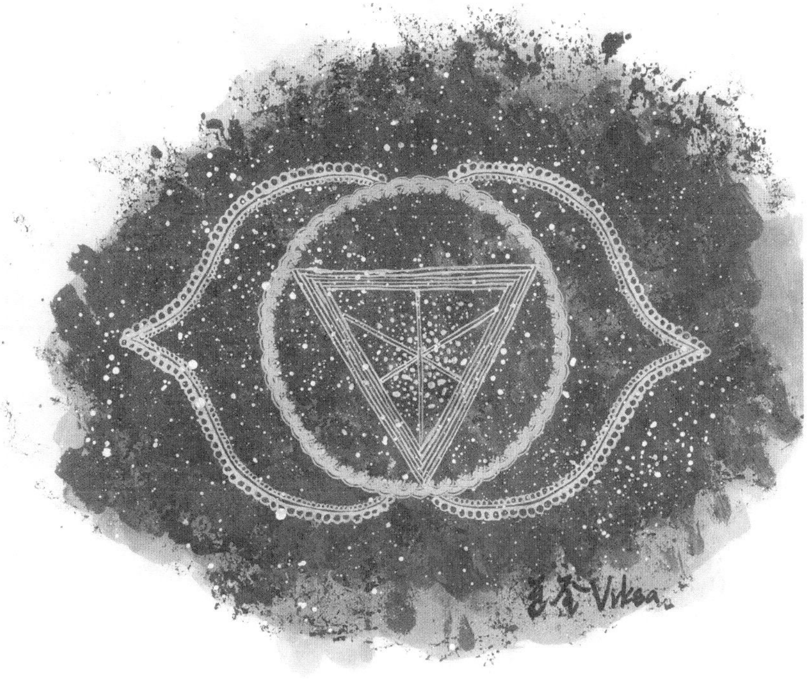

眉心輪

眉心輪是靈性的中心，通常稱作第三眼，但它眞正要表達的是「以智慧明辨實相的眞理」，超越個人的直覺力，以心靈意識洞察眞正的觀點，做出最有益的決定。

一、梵文名：*AJNA*，阿格亞，命令、權威及無限的力量
二、色彩：靛藍色
三、相徵符號：2瓣蓮花
四、位置：兩眉之間
五、生命課題：願意信任和傾聽內在靈性聲音，更高層次的思考
六、生命議題：把意識從物質層次昇華到心靈層次，釋放阻絕相信直覺的恐懼，對內在生命實相有清明、深刻的感受力，對宇宙能量敏感度增加，以神聖的完美性看待所有的事物。
七、平衡狀態：跟內在深處感覺達成協調，解開對一切實相的執著及理性意識的依賴，清晰感知靈性洞察力和直覺，覺察生命眞相。
八、生理部位：松果體、杏仁核
九、種子音：OM

十、英文陳述感受：I See（我看見）

十一、守護大天使：拉斐爾

十二、推薦練習搭配精油：迷迭香、胡椒薄荷、永久花、西洋蓍草、肉桂、冬青、月桂、羅漢柏、月桃、檸檬、醒目薰衣草、穗花薰衣草。

十三、元素：心

十四、眞理瑜伽手印：三叉戟手印

練習導引一　星際無邊

深而平緩的吸氣，吸入新鮮的空氣，鼓脹起腹部，摒息幾秒鐘後，再均勻的吐氣，吐氣時發出「哈」的音，把體內的濁氣、壓抑，藉著吐氣排出體外，持續做幾次立樣的深呼吸，讓體內充滿鮮活的能量，排除一切不需要的情緒和混濁之氣。

先將專注力放在心輪，擴展心輪的光至全身與氣場後，再次將專注力帶回心輪，透過專注尋得內在的靈性之光，形成一顆晶瑩剔透的亮白色光球，以意念將這顆亮白光球向上推送，穿過喉輪持續直線而上，進入妳的眉心輪，在靠近眉心的身體內部，感覺妳的靈性之光確實進入眉心輪，並引領眉心輪的靛藍光向四面八方擴展，靛藍光如同夜晚的星空一般，無邊無際地延伸擴大，浩瀚深邃的夜空中點綴著無數的閃耀星辰，妳的靈性感知也隨著無限擴展的小宇宙而擴展，變得無任何拘束與限制，放下所有的理性思考與判斷，相信妳所感知到的，每一顆璀燦的星光，都是專屬於妳的一種靈性指引，都代表著最高的靈性智慧，在這片浩翰星空中，尋找此刻最吸引妳、最耀眼的那顆星光，它是此時與妳靈魂最契合的靈性智慧，也是此時的妳最需要的靈性指引，透過專注讓妳眉心輪的光形成一道明亮且能量聚集的光束，並與這顆最閃耀的星光連結在一起，放空一切的思緒，仔細的感受以妳內在的靈性去感知一切的訊息和空無。

當妳明確獲取所需要的靈性指引或訊息，或者是感受一片空無與寂靜後，便可慢慢的讓專注力回到眉心輪，使浩瀚星空逐漸的縮小，並將靛光回到妳的眉心輪，將專注力回到眉心輪中的亮白色光球上，並以意念將這顆光球垂直而下的推送，穿過喉輪，回到妳的心輪，接著將妳心輪的光與能量，從氣場縮回到體內，在從體內的各個部位向心輪縮回，最後使心輪的光縮回到一個適合、舒服的大小。

現在將慢慢找回眞實的感知，回到生活中的此時此刻，回到眞實當下的妳，做幾次深呼吸，明確的知道空氣在妳的鼻腔、呼吸道中流進、流出，動動手指頭、腳指頭，動動肩膀和腰部，把身體更多的感知找回來，也意識到妳身體的輪廓，讓更多的呼吸和雙手觸碰，明確意識妳的頭部、脖子、肩脖、身體、雙腿，現在的妳已準備好將結束這次的練習，最後三次的深呼吸，想想妳穿著的衣服顏色和練習前看到的一切景象，當所有的意識與感知都回來了，慢慢張開眼睛，結束練習。

如果張開眼睛後，感覺到暈眩，就表示較多能量仍停留在眉心輪，請再次閉上眼睛，再次進行深呼吸和找回身體感知的步驟，這次必須很明確的感受雙腿的存在和身體的重量後，再慢慢張開眼睛，暈眩的狀況會有所舒緩。

練習導引二　海潮 思潮

進行這個冥想練習前，先找一首可以讓妳持續聆聽海浪音頻，並且準備好以仰臥姿勢所需的一切物品，做好保暖，使妳更輕鬆自在地體驗這場美好的冥想練習。

做幾分鐘短暫的呼吸靜心，使自己回到內在的平靜，準備好進入冥想，以安定的心來感知。

現在請妳透過一點點的想像力，想像現在的妳正赤著腳，輕鬆漫步在平坦的沙灘上，在妳的頭頂上暖和而不熾熱的陽光照耀著大地，微風徐徐吹來，是個非常舒適的好天氣，在妳的腳下，踏出的每一步都能感受到細柔白沙滲入趾縫間，沙灘深陷處也能感受到帶著陽光溫暖熱度和清涼海水，浸濕腳底板，回頭望著一路走來落在沙灘上的腳印，彷彿望見在妳生命不同階段中會留下的足跡。眺望遠方無邊無際的湛藍色大海，讓心敞開，如同大海般廣闊，海面上波光瀲灩，海平面上方則是一望無際的藍天白雲，令人神清氣爽。找一個妳覺得適合躺下的地方，可以好好享受片刻的寧靜與放鬆。

現在的妳正仰躺在柔軟的沙地上，放鬆妳身體的每一個部位，把重量完全交給這片美麗潔白的沙灘，放空所有的思緒，讓自己完全專注於聆聽一波接著一波的海潮聲，享受一方天地的律動，感受浪濤起落間帶來的寬廣宏大與厚實感，使妳全身、腦部都變得和緩且放鬆，讓妳的眉心輪的能量隨著往復的海潮聲無限地擴展，沒有空間限制的擴張，潮來潮往的浪濤聲，洗刷妳腦海裏的牽絆與憂慮，使思緒變得更加清明、空無，讓一波波海浪聲持續牽引著眉心輪能量的波動，隨著每一波斯灣海潮的沉退，感知眉心輪的能量些許的縮回，這樣的退往只爲聚焦更多的微精能量，期待下個推波的破碎撞擊創造出更多美麗的浪花，靈性的感知正如同的打破原有的理性藩籬，讓靈性感知如海流般輕柔卻又帶著混厚力量開始流動著，感受妳的靈性感知與高頻智慧如水流般交疊、拉扯，並漸漸融合，此刻眉心輪能量流轉超乎以往的波動，但妳的內心卻在不知不覺中與海潮同頻共振，感到無比的放鬆與平靜。花些時間，讓自己海洋的平穩與細膩，讓妳的靈魂盪漾在這片舒適無憂的藍色大地之中，回到大地之初的波流，回歸最初的純淨與全然的臣服。

當妳享受夠了，就可以準備慢慢地結束練習，做幾次深呼吸，感受一切清明狀態下的妳，呼吸變得輕鬆、舒暢，吸氣時將專注力放在感覺空氣流過鼻腔、呼吸道與肺部，藉此將身體眞實的感知找回來，緩緩吐氣時，感受妳身體與氣場的清新與純淨，再做幾次深呼吸，動動妳的手指頭、腳指頭，動動妳的肩膀、妳的脖子和妳的腰，透過妳的雙手觸碰身體的部位，讓身體的重量回來，讓身體的感知回來，想起妳今天穿的衣服顏色，練習前看到的四周景象，當妳覺得現實生活中的感知和意識都回來了，妳已經準備好回到此時此刻時當下，就可以慢慢地張開眼睛，結束練習。

頂輪

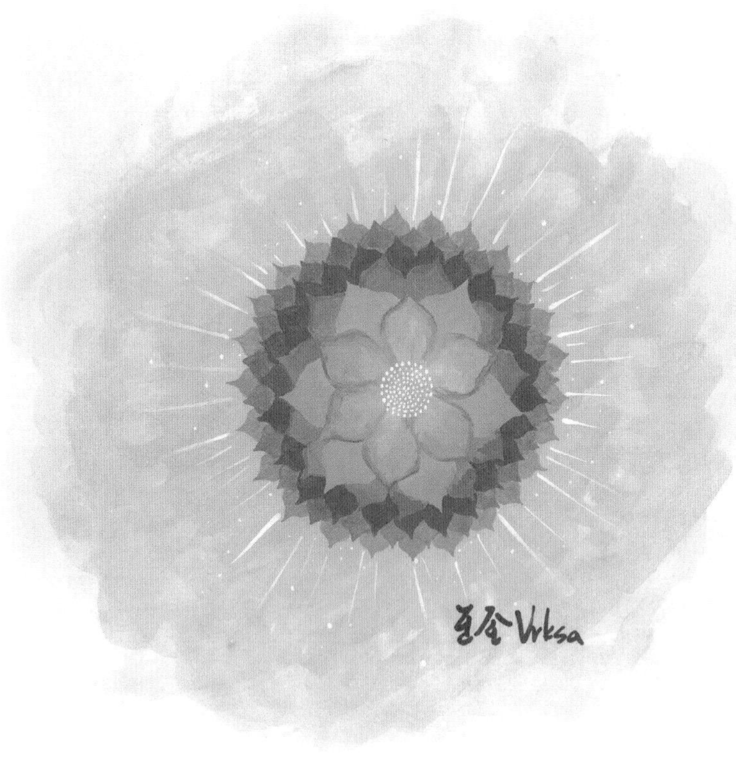

頂輪

頂輪是神性的中心，靈性連結的溝通管道，宇宙的生命能透過與頂輪相連，進而流入滋養著全身、脈輪與靈魂，是獲得大智慧的渠道，是最佳靈性指引的來源，帶來美好生命的啟發。

一、梵文名：*SAHASRARA*，薩哈拉，意思爲千瓣蓮花，沒有支援的居所

二、色彩：紫色

三、相徵符號：千瓣蓮花

四、位置：頭頂中心

五、生命課題：生起智慧與覺醒，提升自我意識境界

六、生命議題：釋放阻絕相信連結神性的阻礙，活在天人合一的認知下，臣服神性的引導，相信人生應開展與無盡大我認同一致的和平與智慧。

七、平衡狀態：理解內在本具有神聖天性，掌控著智慧，領悟到本我與萬物皆爲一體，負責統合所有脈輪的運作，認同自我靈性意識，醒悟宇宙無垠的極樂，臣服於宇宙的光啟，超越自我。

八、生理部位：前額葉、腦下垂體

九、種子音：SO HAM

十、英文陳述感受：I Understand（我知）
十一、守護大天使：約斐爾
十二、推薦練習搭配精油：高地薰衣草、乳香、檀香、橙花、丁香、牛膝草、甜馬鬱蘭、狀頭薰衣草、眞正薰衣草、穗甘松。
十三、元素：超越所有元素，純然的覺識
十四、眞理瑜伽手印：無限手印

練習導引一　醍醐灌頂

深而平緩的吸氣，吸入新鮮的空氣，鼓脹起腹部，摒息幾秒鐘後，再均勻的吐氣，吐氣時發出「哈」的音，把體內的濁氣、壓抑，藉著吐氣排出體外，持續做幾次這樣的深呼吸，讓體內充滿鮮活的能量，排除一切不需要的情緒和混濁之氣，並且讓內心平靜下來、思緒暫時放空，全身放鬆，使能量得以在體內與氣場更自在的流動。

先專注在心輪，擴展心輪的光至全身與氣場後，再次將專注力帶回心輪，透過專注尋得內在的靈性之光，形成一顆晶瑩剔透的亮白色光球，以意念將這顆亮白光球向上推送，穿過喉輪、眉心輪持續直線而上，進入妳的頂輪，想像妳的頂輪的門戶如同一扇向上開啟的窗一般，慢慢地打開，讓白色之光從妳的頂輪向上擴張地照耀出去，形成一個開口在上的大漏斗，這時妳可以高舉雙手，向外張開，以另一層的能量來協助妳更明確的感知頂輪向上的擴張狀態，慢慢抬起妳的下巴，仰望著妳頂輪擴展出去的光，與宇宙高頻能量逐漸連結在一起，璀璨的光之粒子，彼此靠近交融，仰望著宇宙的高頻能量，祈請祂將妳累世的靈性智慧帶回妳的靈魂之中，直到妳感受到祂的回應，慢慢的縮回下巴，將頭部擺正，並且透過妳的雙手，迎接著充滿智慧之光，順著向上開啟的漏斗形能量旋渦，讓光持續不斷地緩緩流入頂輪之內，流向每一個脈輪及身體的任一部位，放鬆妳的身體，去感知智慧之光帶給妳的每一種感知與訊息，秉持著妳對靈性能量開啟靈性智慧的信念，敞開地接受跨越時空的連結，接納這份影響你內在精微世界的禮物，強大的智慧光芒振動著妳的內在能量和心靈覺知，使其提升、進化，透過建立起與宇宙的高頻能量連結，並願意接受去信任和學習時，妳也能洞察感受並且相信「一切都是最好的安排」。

這個練習值得妳多花一點時間去慢慢感知、覺醒，當然初學脈輪，在海底輪至眉心輪之間的能量還不是那麼敞開或平衡的狀態下，妳能覺察到的訊息有限，但此刻妳，只要享受與高頻能量之光的連結，便是一場美麗的光之SPA，讓自己完全放鬆地沉浸在光之中吧！

當妳覺得獲取的靈性指引或光能體驗足夠時，就可以準備結束這次的練習，首先將專注力來到頂輪，將頂輪開啟的門戶慢慢的合起來，讓高頻的光暫時停止流入妳的體內，之前已進入的光仍在妳體內流轉、運作著，透過意念的引導，讓頭部較多的能量下沉到喉輪至海底輪之間，使靈性的能量協助妳更落實的生活，以更寬廣的心與智慧去面對一切的事物與挑戰，接著做幾次深呼吸，明確知道空氣在鼻腔、呼吸道的流動，把身體呼吸的眞實感知找回來，然後動動手指頭、腳指頭，逐漸地從肢體的末稍開始，動動每一個關節處，把身體的輪廓和眞實的感覺找回來，最後，給自己三次深呼吸的時間，十分肯定生活中眞實的妳已全部回來了，回到此時此刻，妳已經完全準備好結束練習，慢慢張開眼睛，結束練習。

練習導引二　高我合一

進行高我合一的「頂輪」練習時，搭配著頂輪種子音的音頻，體驗透過聽覺讓感知更加事半功倍。

透過幾次深呼吸，讓內心平靜下來、思緒暫時放空、全身放鬆，使能量在體內與氣場得以更自在的流動，專注在聽覺上，聆聽頂輪種子音，將種子音的音頻振入內在，於內在靈魂深處，使自身的靈性能量與之共鳴，喚起內在一股清明的能量，同時配合深而平緩的呼吸，使清明、純淨的能量逐步流向全身，深入大地，充滿氣場，沉入種子音的音頻之中，使妳的能量與音頻共振，創造更密實的美好能量，流轉在妳的全身與四周，專注力回到妳的心輪，聚集心輪的能量形成一道光束，垂直向上進入頂輪，想像在頭頂的正中間，中醫穴位百會穴的位置，妳的頂輪所在之處，有一朵含苞待放的多層蓮花花苞，透過意念引導，更多的靈性能量流入，經由能量注入花苞之中，使花瓣逐漸舒展，首先最外層的花瓣完全展開，接著第二層的花瓣、第三層，也是最裡層的花瓣完全綻放開來，此時在妳頭頂上方約30公分處，一股高頻的金光照耀下來，金光映照在妳的身上，全身都被金色光芒所包圍著，氣場之內同時也流入高頻的能量，高頻能量的流入使妳感到充滿平和、溫馨及快樂，此時妳全身的能量正在揚升，再次跟隨著種子音的音頻，讓妳純淨的靈魂暫時離開妳的身體，移到頂輪之外，但沒有離開太遠，依然在金光之中，讓妳的靈魂進入高頻能量源頭，當妳的靈魂回到的金光來源之所在時，妳就回到了高我合一的當下，沒有了身體輪廓的侷限，妳的靈魂自然的與四周的光合而為一，形成一片的光明，在能量與光之中，融合平靜、慈悲與喜悅的能量品質，一切的美好緩緩流動、交融，在此寧靜與自在的狀態，妳願意臣服於天地、臣服於大自然，成為其中的一份子，成為其中的一道光，為溫暖的光照耀大地盡一份心力，妳願分享妳的大愛與祝福，此時的妳，願意放下小我的限制，願意跟隨靈性的指引，分享妳所體驗的美好，也許是一段祝福，也許是一份小禮物，也許是一句感謝的話。

結束前，讓妳的靈魂慢慢下降回到身體，讓綻放的頂輪蓮花，一層層的向內縮回，回到含苞待放的樣子，藉此關閉妳的頂輪，此時以雙手合掌在胸前表達對聖潔之光的感謝及頂禮誠服，同時也讓妳的靈性之光，慢慢向下回到心輪，接著將雙手放回大腿上，準備結束練習，回到真實生活中的當下。

透過幾次呼吸，找回空氣流入、流出身體的感知，動動每一個關節處，找回身體的動態感知及重量，當一切的感知都回來時，做最後幾次的深呼吸，確認自己已經準備好結束練習，回到此時此刻靜坐冥想的妳，肯定後，慢慢張開眼睛，結束練習。

同步練習七脈輪

如果妳已經分別體驗完成七個脈輪的冥想後，現在讓我們來一起感受，如何在一次的練習中，讓每一個脈輪能量都擴展開來，做一場全身整體的能量SPA，享受體內閃耀著炫麗的彩虹光！

對於剛開始練習脈輪冥想的妳，進行七個脈輪同步運作練習過程中也許容易產生挫折感，可能不會有太多的感知，這是正常的，無需多愁憂傷或深受打擊，就當作認知脈輪整體串連運作的方法，等到妳將七個脈輪都個別練習到體悟或感受到能量運作，均能感知個別能量擴展與平衡狀態時，再回頭來體驗同步運轉的美妙之處，才能探查生命深處更細緻、精微的奧妙，覺醒在更寧靜的心靈層次中。

雖然Vrksa推展脈動冥想的初心不在於讓所謂的亢達里尼，即生命能量的揚升，但在經過不斷的練習後，海底輪、臍輪、太陽神經叢輪這三個生命脈輪都明顯感動到能量的運作時，妳會發現能量自然的會向上揚升，根本不需要妳花費過多的意念，唯一要提醒的是，當妳的生命脈輪和心輪還沒達到能量充足的狀態前，應避免過早讓眉心輪、頂輪啟動，當脈輪彼此互相牽引，讓妳感知眉心輪、頂輪能量運作時，放開意念跟隨，再次回到生命脈輪與心輪的感知，惟有身心都富足了，步向靈性的路才能更安穩、喜悅。

練習導引一　雨水淨化

陰雨綿綿無法去戶外走走，那就聆聽窗外的雨聲，來一場脈輪清理冥想吧！妳也可以在網路上尋找一首妳喜歡的雨滴聲音樂，來進行以下的脈輪冥想練習。

調整好妳的坐姿，做幾次輕而勻長的呼吸，深深的吸氣，讓妳的肩膀自然的向後舒展開來，讓整個胸腔擴展開來，再緩緩吐氣，吐氣時發出「哈」的聲音，同時放鬆妳的肩膀，放下心中負擔，當妳的心安靜下來了，就讓自己專注看著雨水滴落地面濺起的水花與泛起的一圈圈漣漪，並且專注地聆聽雨水落下的聲音，直到妳已將這畫面深深刻印在腦海，妳就可以帶著這幅水珠落下的景象，慢慢地閉上眼睛，慢慢地回到妳的心輪，透過妳的意念或帶著想象，在妳的心輪出現一片心湖，雨水不停地落下打在湖面上，濺起水花也泛起美麗的漣漪，如同妳閉上雙眼前映入腦海裏的景象一樣，雨水不斷地在妳的心湖水面敲打著，翻起沉積在心輪最深處的傷痛、壓抑與執念，並藉由不停落下的水珠，清洗這些沉積已久的負面能量，讓雨水爲妳洗淨、沖刷，進行一場心輪的淨化，這需要長一點的時間來處理，給自己足夠的時間來感受舊有傷疤浮現，並被雨水清洗乾淨，當妳感受到一股潔淨的光在心輪泛起時，就表示妳的心輪已被療癒的差不多了，不需強迫自己在第一次體驗這樣的練習時，就將心輪完全的淨化乾淨，有些舊傷反而需要慢慢地被釋放，一次一層清理療傷，才能修復的更完整，同時也可以避免一次修補太多的創傷，耗損過多的能量，加重內心的負擔，現在請妳專注在心輪泛起的那道光亮之中，並且透過妳的專注讓光更加耀眼、擴張，照耀在整個胸腔，接著讓這股純淨的光擴展到妳的肩膀、雙手，更擴展到妳的喉嚨、頭部，專注力來到妳的頂輪，透過專注力，想像頂輪的門戶開啟，讓不斷落下的雨珠，滴落洗淨妳的頭部、肩膀、雙手和胸腔，同時也從頂輪流入，並且向下流動著，以淨化妳的頂輪、眉心輪、喉輪及心輪，享受此刻淨化的力量，當妳感覺足夠時，就讓純淨的光再次擴展，充滿妳整個腹腔、背部及雙腿，甚至到氣場，慢慢的讓妳的雙手離開大腿，來到恥骨的前方，雙手掌背相貼，深深吸一口氣，吸氣同時，讓持續掌背貼合的雙手垂直向上拉伸，直到頂輪的位置，才分開掌背，並分別向左右兩側畫圓弧狀後，慢慢向下移動放下，回到恥骨前方，回到雙手掌背相貼的姿勢，藉此動作畫出巨大的愛心形狀，依妳自己的感覺做幾次這樣的動作，並且一次次感受掌背相貼向上牽引時，也串連了海底輪、臍輪、太陽神經叢輪、心輪、喉輪、眉心輪、頂輪的能量，當妳覺得這個動作的體悟足夠了，就可以將雙手再次慢慢的放回妳的大腿上，專注地感受妳的身體與氣場，正接受著不斷落下的雨珠，爲妳洗滌一切的塵事煩憂、不需要留住的能量和傷痛，讓雨水從內到外，從體內到氣場，爲妳清理、淨化，最後在結束練習前，給自己幾分鐘的時間，內觀感受妳的身體、氣場的能量，如同雨後的大地，如此新清、明亮。

慢慢結束練習時，先做幾次深呼吸，深深吸氣時，感覺空氣流過鼻腔、呼吸道與肺部，把身體的感知找回來，緩緩吐氣時，感受妳身體與氣場的清新與純淨，讓我們再做幾次深呼吸，讓身體的重量回來，讓身體的感知回來，動動妳的手指頭、腳指頭，動動妳的肩膀、妳的脖子和妳的腰，透過妳的雙手觸碰身體的部位，想起妳今天穿的衣服顏色，練習前看到的四周景象，當妳覺得妳準備好了，準備回到當下，現實生活中的妳時，就可以慢慢地張開眼睛，結束練習。

練習導引二　大地的禮物

海底輪與生存的意義相關，英文陳述感受「我是I am」，海底輪的種子音與其英文陳述詞非常相似，快來感受跟隨海底輪種子音「Lam」，回到安穩且安全的精神狀態吧！

做幾次深呼吸，慢慢的吸氣，再慢慢地吐氣，讓自己放鬆下來，接著讓自己的專注力來到海底輪的位置，完全專注在海底輪，慢慢感受海底輪紅光出現，感知不到光或顏色也沒有關係，只要持續的專注在海底輪，能量自然會開始運作。

隨著每次「海底輪」種子音lam發聲，讓妳海底輪的能量向下沉，不斷的下沉直到妳沉入地球的中心，接著再隨著每次種子音的lam發聲，讓妳的脈輪從下至上，依序從海底輪、臍輪、太陽神經叢輪、心輪、喉輪、眉心輪、頂輪，一個接一個以逆時鐘方向旋轉，排出脈輪及其相關內臟器官、腺體中多餘或不需要的能量，藉此淨化妳的脈輪，直到妳感覺一切的空或乾淨。再隨著聲音，以順時鐘方向從下至上讓所有的脈輪旋轉，與大地合一，調整妳的能量頻率，最後妳甚至可以高舉雙手、抬頭，全身一起順時旋轉，動作不用太大。

最後回到開始的姿勢，感受音樂，並將自已帶回地球表面，透過深呼吸，讓妳回到此時此刻，回到當下的妳。

香味魔法師，讓自己更幸福

氣味是非常神奇且美妙，它沒有形態，卻可以承載著不同的感覺與能量擴散，同時也是種非常容易達到放鬆壓力、進入冥想靜心、讓心情變好的絕佳方法。根據法國氣味學家的研究，香味對於調節人的情緒、治療疾病、保護人體身心健康，非常具有作用。

同樣以植物爲原料所製作出來的產品，因製作過程、使用方式不同，精油和線香觸動感知的韻味、能量、作用自然有所不同，由於每家的精油或線香的品質、製作或來源的不同，引發產生共鳴的脈輪有所不同，這種情況是很正常的，再加上每個人的身體狀況、情緒、生命經驗等因素影響，有時會同時牽動數個脈輪運作，也時則觸發更需要被療癒、關照的脈輪與之共振，而本書所分享的指引練習，是希望能協助妳更容易進入脈輪冥想練習，當品味香氣時，妳感受、觸動到的狀況與Vrksa不同，這是完全有可能的，這時，請妳相信自己的感知，隨從自己的感知進行練習即可，每一次的練習，就是完全依循當下的本心而行。

市面上精油和線香的品質參差不齊，購買時應慎選品質有保證，且無過度提高產品價格之商家，實爲首要，不同廠牌間同款精油或線香的感知差異，得透過妳使用體驗，才能尋得最深得妳愛的產品。

精油

精油是經由蒸餾方式萃取自植物的花朵、葉片、果皮、樹根、種子及莖等部位而來，代表著植物生命能量的精華，同時也是高濃縮化學衍生物，購買時妳應該要從商品標示或說明中，獲得精油的植物屬科、拉丁學名、產地、萃取部位等資訊，並仔細確認是否爲百分百純精油，並以暗色玻璃瓶包裝，使用前先查閱瞭解精油化學成分的療癒特質、使用禁忌及注意事項，尤其以純精油使用更應注意，如果妳曾經有對香水、保養品產生過敏反應，或目前有濕疹、皮膚炎、氣喘、花粉症等情況者，建議可以在使用前先於手腕至上臂內側的小區塊肌膚進行測試，無出現刺激或敏感等不良反應後再開始使用，此外，部份精油具有光毒性，會吸收陽光中的紫外線，導致皮膚出現色素沉澱反應，使用後建議至少等待12小時以後，再接觸陽光或紫外線燈。

精油主要使用方法爲嗅吸法、經皮吸收、口服內用等3種，口服內用精油很可能會對黏膜組織造成嚴重刺激，因此Vrksa個人是不建議口服攝取精油。嗅吸法是透過各種介質擴香，使精油分子揮發到空間中，經由啟動鼻腔黏膜纖毛上的嗅覺接受器，沿著嗅覺細胞傳遞至大腦內部接收對應訊息的邊緣系統，邊緣系統和內部構造間的多邊交流，瞬間就能產生複雜且相互關聯的反應，影響心理情緒、自律神經、內分泌及其他身體系統等，常聽聞的精油療癒功效就有注意力、激勵、鎮定、安撫、舒緩、和諧等表敍。嗅吸法使用方法簡述如下：

對於外用法特別要留意精油濃度比例，精油20滴爲1ml；5ml則爲100滴，以5ml做爲基準非常便於計算，成人使用建議濃度10～15％（5ml基底油，加入10～15滴精油），當使用具刺激性精油，則建議濃度調降至5～10％（5ml基底油，加入5～10滴精油），以免產生刺激或過敏反應，若用於角質層較薄的臉部或皮膚易敏感者，則可以將濃度減少至3～5％（5ml基底油，加入3～5滴精油）。

精油可以說是代表著植物生命能量的精華，無論妳喜愛以何種方式使用精油，就讓嗅覺成爲一種直覺力，藉由嗅吸植物散發香芬氣味，感受在特定脈輪產生的共振迴響效應，引領妳瞭解自己身心靈眞正的需求，與能量運作感知。

方式	擴香介質	使用方法
環境擴香法	薰香器、擴香儀、水氧機、擴香石等	取精油適量滴入擴香工具中
雙手嗅吸法	雙手	取精油1～2滴在掌心，推均後，雙手併攏罩在鼻前
滴覆嗅吸法	口罩、口罩貼、紙巾、聞香紙	1或2種精油各滴一滴，配載或置於鼻前

海底輪　廣藿香、岩蘭草

◆廣藿香Patchouli

滴1滴「廣藿香」精油在掌心，掌心相對的推抹，透過掌心的溫度擴散廣藿香的氣味，在掌心之間聚集，保持合掌姿勢（手指根根相連、掌根相貼，掌心留出空間），將雙手放置在鼻子前方，透過呼吸，細細品味廣藿香辛辣的草藥味中帶著甜美的香調，幾次的呼吸，讓香氣的能量引領妳將專注力帶回海底輪，擴展海底輪的紅光，確認紅光的擴展後，慢慢舉高合掌的雙手於頭頂上方，以和緩的速度分開相貼的兩掌，並相左右開展，在身體兩側畫出圓弧度後，雙手來到海底輪前後側，一手放在恥骨上；一手放在尾椎處，再次聚集海底輪，感受一棵紅色的樹，開展著紅色的莖葉，紅色的植物充滿妳所有的感知，撥開紅色植株，前方是條幽深的岩壁山洞，前方似有淡淡的光亮吸引著妳前行，沿著不平整的山壁隧道愈走愈深入，微光持續引領著妳，當愈深入寧靜通道深處，妳的靈魂、妳的一切似乎也隨之被壓縮的愈來愈精微細緻，讓妳逐漸成爲一個純潔亮白的光點，坎入深入地層的黑色岩層中。岩層中的光亮愈發晶化瑩亮，在妳的海底輪的能量也更加精粹，適時的讓雙手緩慢移動，放置回大腿上，讓妳得以更舒適地進行接下來的冥想。

妳是沉默在深海中的岩層，深海之處不見光亮，一片的靜默與幽暗，極爲平靜、安定，觸及靈魂深處眞正的安全感，沒有任何信念、情緒，只是隨著海底深處的水流，靜靜的流動著，一切的消逝，時間和空間的緩慢流轉，轉眼僅爲數萬年的短暫演變，頓時感嘆在大地間自己的渺小。

無盡的平靜之後，改變卻是瞬間，在強大力量的推動，新生海岸岩壁升起，眼前是寬廣無邊際的海洋，海浪以規律的節奏拍打著岩岸，激起連綿不絕的白鏡浪花，愉悅的音量、柔和的頻率，化爲一股令人保持放鬆與祥和的能量，放輕妳的雙手，自然飄浮著，隨著妳感知的海面上波浪律動，讓妳的雙手自然前推，再順之縮回靠近身體，藉由層層波動，更深刻體悟隨著波浪起伏、順著環境而行的安然自在，不執著、不自築高牆，順應著變化去感受每一個跌宕，妳信賴著生命的溫度，在生命之流中找到適應的規律，順勢而爲，進而懂得樂於生活。

等妳感受足夠了，就準備進入練習的尾聲，首先讓身體的律動逐漸的和緩下來，到靜止的狀態，接著將專注力回到海底輪，感受紅光在海底輪展現的沉穩力量，妳的心更加的安定，面對生活將一絲恐慌與不安，妳更瞭解隨遇而安是來自於信賴「生命總是有最美好的安排」，妳願意放下過往既有的執著與偏見，用更寬廣的視野來觀看一切事物，回到最純淨的心去體查，重新定義、面對它。

現在將慢慢的、逐步的找回眞實生活的感知，然後結束練習，請妳做幾次深呼吸，呼吸的同時，感受空氣流過妳的鼻腔與呼吸道，漸漸的把呼吸的頻率找回來，動動手指頭、腳指頭，動動肩膀和脖子，隨意的動動身體的任何關節，把身體的感知與輪廓找回來，接著做最後三次的深呼吸，並告訴自己「我已經準備好要結束練習，回到此時此刻眞實生活中的我，我準備好了！」慢慢張開眼睛，結束練習。

◆岩蘭草Vetiver

使用「岩蘭草」精油塗抹在太陽神經叢輪，藉此來啟動海底輪冥想的方法，是從《提高心靈療癒力的脈輪芳療》（小林慧著／賴佳妤譯）這本書中學習到得，Vrksa首次體驗這個冥想練習，即非常驚豔冥想過程中能量的運作，更是迫不及待的將此方法和個人體驗的感知指引分享給身邊的靈性伙伴們，大家也非常喜歡這個練習，希望妳也會喜歡。此外，岩蘭草也有助於氣場淨化，製作淨化噴劑時總少不了它，非常推薦妳將「岩蘭草」精油列爲必備精油之一。

每次的冥想練習，都必須從呼吸靜心開始，先進行幾次的深呼吸，讓身體和心靈都緩和、放鬆，讓自己準備好進入冥想的片刻。

當妳的心安靜下來後，滴1～2滴「岩蘭草」精油在掌心，均勻地推抹開來，藉由掌心搓熱精油，使其能量散發後，將手掌一前一後移至太陽神經叢輪身體部位前後方，也就是胸骨與橫隔肌下方，靠近胃部的地方，及其正對後方背部，雙手同步以逆時鐘方向旋轉，將岩蘭草精油塗抹在身體上，塗抹後妳可以將雙手慢慢的移到鼻子前方，輕輕的嗅吸，感受精油帶給妳的感覺。岩蘭草精油萃取自根部，它的根在土裏扎根生長達2～3公尺，帶有盤踞安穩的深度力量，及非常精緻的草根香氣。

將專注力放在海底輪，透過專注，擴展海底輪的紅光，讓紅光充滿整個下腹部、大腿根部，並擴展更多的紅光向雙腿漫延而下，包圍妳的大腿、膝蓋、小腿、腳踝及腳掌，紅光從妳與地面接觸的每一個地方，開始向外擴散，如同潑灑、傾倒的紅墨汁般，向四周擴散、流動，並滲入地表之下，紅光如同大樹的根，向下深深的扎根，與大地緊密地連結在一起，讓紅光持續向地球中心延伸，連結到地球中心流動的高頻能量，透過延伸至地球中心的根，吸取這股高頻的能量，向上輸送回到海底輪，因高頻能量流入，海底輪紅光更加明亮、鮮紅，藉由更多的專注，感受高頻能量啟動海底輪更多運轉，能量豐沛、活躍，感知一道紅光烈焰正在海底輪燃燒著，燃燼在海底輪的一切阻塞與不安定，同時也燃起海底輪更加旺盛的生命力，熾熱的火焰愈加向上竄升，讓火苗順延而上，火熱的光進入臍輪，同時也代表著地球中心的高頻能量流入臍輪，開展臍輪，讓美麗的焰火爲妳燒燼臍輪的陰暗，帶來更多的光明與活力，以意念持續引領著火光向上，進入太陽神經叢輪，開展太陽神經叢輪，迎接高頻的光，讓炙熱且明亮的光，點燃太陽神經叢輪的希望和力量，花點時間讓大地之母的能量在三個脈輪中運作。

當妳覺得足夠時，透過意念讓火焰從太陽神經叢輪、臍輪、海底輪中退去，回到大地的中心，並讓這三個脈輪的光向內縮回，回到一個妳覺得適合、舒服的大小，最後透過幾次的深呼吸，動動每一個身體部位和關節，把身體的感知找回來，把意識從冥想中帶回當下，當妳準備好結束練習時，做最後三次的深呼吸，然後慢慢張開眼情，結束練習。

臍輪　茉莉、快樂鼠尾草

◆大花茉莉（秀英茉莉）Jasmine otto

滴1~2滴「茉莉」精油在掌心間推抹開來，透過掌心的溫度，讓茉莉的氣味擴散開來，接著讓雙手舉至鼻子前方約5公分處，掌心對著臉部，輕緩的旋轉移動雙手掌心，慢慢透過呼吸來感受茉莉清甜的香味，讓身心和緩下來。讓雙手掌心帶著充滿甜美的香氛能量，慢慢向下移動來到臍輪，並一前一後將掌心間的茉莉精油塗抹在臍輪的前後方身體部位上，以順時鐘方向旋輪塗抹，接著慢慢高舉雙手到頭頂處，掌心相對，讓聖潔的白光聚集在掌心之間，如同捧著一朵朵盛開的潔白茉莉花，捧著掌心間的白光慢慢向下移動，移動雙手的同時，感受白光從頭頂進入體內，隨著雙手慢慢下移，進入妳的臍輪，雙手掌心貼著腹部，感受白光在臍輪裏閃耀著光芒，充滿一股純淨的力量和腹部微微的鼓脹感，專注力完全投入在臍輪，此時一朵白色的花苞從臍輪的中心嶄露出來，綻放片片純白的花瓣，清甜的香氣也隨之飄揚，隨著香味的擴散，長著翠綠葉片的細長枝條也開始向四周生長，抽出新梢，慢慢將右手高舉於頭頂上方，五指均向下指著頂輪處，從手腕處以同一方向旋轉，透過右手旋轉頂輪的能量，牽引著莖藤攀附蔓延生長，妳的全身被茉莉植株和朵朵潔白的茉莉花所圍繞，四周充滿著茉莉的清香，慢慢將高舉的右手放回大腿上，專注於臍輪，藉由臍輪能量擴展全身，綻放不可勝數的小白花，香氣令人心曠神怡、沁涼肺腑，進而使能量更加開展的擴展至氣場，讓氣場滿盈著朵朵鮮靈、純淨的潔白茉莉花，芳香涼爽的氣味，如同林間岩壁流下的水霧般沁入心扉，此刻的妳彷佛化身爲一株生長於林間野地的茉莉，依偎在層次分明的風化岩層下，從岩壁上滲流而下的薄紗水簾，僅作爲林間輕柔而氤氳的霧氣，沁涼且滋潤著茉莉，金色的陽光一道道從樹冠間隙灑落，溫煦照耀在這株茉莉上，充滿恬靜與幸福感。花些時間，感受環繞全身、氣場的茉莉芳香所帶給妳的正向能量，此時的妳正被純淨、清雅的能量所擁抱著，享受的同時，也爲妳的臍輪帶來更多執行力與自信、勇氣的力量。

直到妳感覺力量補充足夠了，就慢慢的結束練習，循序漸進地找回身體的感知和重量，和緩調整自己的意識，當妳準備好了，透過最後的幾次深呼吸，回到當下的妳，結束練習。

◆快樂鼠尾草Clay sage

滴1～2滴快樂鼠尾草精油在掌心，雙手合掌置於鼻子前方，掌心相對的搓抹，慢慢做幾次呼吸，嗅吸著快樂鼠尾草精油的土味中帶些許香甜的藥草香，慢慢將掌心分開，開展至身體左右側掌心向上，觀想著在妳四周與臍輪相對應的能量聚集在掌心中，當掌心聚攏足夠的橘光後，掌心朝向妳的腹部，將掌心的橘光慢慢推向臍輪，雙掌貼在下腹部，感受掌心的溫熱與橘光流入腹部及臍輪，使臍輪能量擴展開來，跟隨擴展在整個腹部的橘光，順勢移動雙掌使掌心一左一右貼在後腰下方處，感受掌心的溫熱與橘光能量流入整個骨盤腔及二顆腎臟，當明顯感受腰間承受的身體重量整個鬆懈下來，腰部得到舒緩後，再將專注力集中回到臍輪，感知妳的臍輪能量正在更新、活化，如同一株綠色的芽球，努力鑽出土壤，向著天際生長，嫩莖上長滿微小細毛，在嫩莖的頂端綠葉的球狀芽苞奮力的從曲捲中舒展開來，鮮嫩的葉子爲生命帶來更多希望與力量。

隨著臍輪能量的持續增長，一顆顆橘色的小晶球形成並堆疊在一起，每一顆晶球代表著妳人生歷程中的每一刻，是喜悅、痛苦、幸福、悲傷、信賴、恐懼等情緒，橘光晶球隨著植物的奮力生長，依附在葉片表面的氣孔上，使每片細長嫩綠的葉子都充滿著橘色光球，在充滿水氣的風中隨風飄盪輕舞著，一切心情浮動、煩躁和痛苦，也隨之流去，只得悠然自在，順應自然舞動的閒情逸致。當一切的情緒不在困擾著妳，因妳已體悟出眞正的困境均來自己的心，放下執念與堅持，坦然且隨遇而安的迎接事物，妳的心便能安逸自在，任何的挑戰都將成爲生命成長的力量，現在從臍輪中閃耀的葉片上，將這股橘光的生命力，傳送到妳全身每一個細胞中，讓全身散發著光芒耀眼的橘光，感受妳全身細胞具有飽足的生命力，同時也療癒在身體任一部位所積累的情緒傷痕，當情緒的傷痛減少，身體的疼痛和不適自然也得到舒緩，給自己一點時間，讓這股改變的力量慢慢地滲透每個細胞及最深層的感知，喚起眞正的勇氣與力量。

當妳感受能量充沛後，就開始慢慢的找回眞實生活的感知，然後結束練習，請妳做幾次深呼吸，呼吸的同時，感受空氣流過妳的鼻腔與呼吸道，把呼吸系統中的每一個身體部位感知找回來，再次的呼吸，感受透過吸氣，妳將生命的能量帶入每一個細胞裏，告訴自己妳已補足了所需要的能量，將結束這個冥想練習，回到眞實生活中，展現妳生命的勇氣與力量，現在動動手指頭、腳指頭，動動肩膀和脖子，隨意的動動身體的任何關節，把身體的感知與輪廓找回來，接著做最後三次的深呼吸，準備好時，慢慢張開眼睛，結束練習。

太陽神經叢輪　檸檬香茅、羅馬洋甘菊

◆檸檬香茅Lemongrass

「檸檬香茅」精油會帶動妳的太陽神經叢輪運作，找到內在能量發展，妳只要放鬆身心、放開理性地去感知它，能量會帶領一切的啟發。

以精油擴香儀滴入5～10滴的檸檬香茅精油，讓香氣擴及整個空間，點燃一盞小蠟燭，如果手邊剛好有藍色玻璃杯，將小蠟燭置放其中，燭火的感知會更好！如果妳找不到適合的透明玻璃杯或隔熱的小碟子可以放置小蠟燭，也可以將小蠟燭放置在地板上或矮一點的桌面上，只要確保妳的眼睛可以很放鬆的狀態注視著蠋芯卽可。

一切準備就緒，就可以坐下來調整好雙腿，將放置點燃小蠟燭的玻璃杯置於

任何一手的掌心，手指完全放鬆地捧著，然後做幾次深呼吸，調整呼吸的速度，呼吸的同時，經由嗅覺細細品味空氣中的檸檬清香及舒爽的香茅味，在這股清新的香氛中，讓自己的心安靜下來。平靜後，放鬆妳的眼皮，將雙眼的視線聚焦在燭火中央的蕊心，在燭心內，妳所有思緒、擔憂與雜念都被燃燒殆盡，透過專注的凝視，妳看見燭心中央不易察覺的光芒與恆久的寧靜，持續的專注，直到妳感受身心真正的沉靜、平和，接著輕輕閉上雙眼，將燭光的影像帶入妳的內在，置入太陽神經叢輪，讓燭光在妳的太陽神經叢輪中持續燃燒著，再以緩慢的步調，將專注力移至心輪，擴展心輪的內在靈性之光，充滿直到全身及氣場，感覺從大地點燃一股明亮卻不炙熱的火焰，從妳的雙腿開始燃燒，放鬆全身感受，燃盡妳不需要的能量和負載，得到輕鬆和安在。回到妳的心輪，內觀燭火在妳心輪點燃，有任何的感知、影像就讓它發生，觀察它就好。不論正、負面的感知，都有妳內在的力量、妳的愛去包圍它、支持它。再次慢慢張開眼睛，關注在燭火的火心處，眼睛和心都保持輕鬆的去關注，在關注燭火的同時，妳內在的心輪、太陽神經叢輪也隨之發光、閃耀，讓更多的力量支持著妳的創造力，讓心完全的展開，丟掉所有的舊有約束與原則，去開展一切的可能性，持續開發的去感知一切的指引。

直到妳覺得足夠了，慢慢放下燭光，並將心輪、太陽神經叢輪擴展的能量縮回，回到妳覺得適合的狀態，做幾次深呼吸，逐漸的讓思緒與身體感知回來，當妳意識自己所處的眞實當下時，就可以慢慢張開眼睛，結束練習。

◆羅馬洋甘菊Chamomile Roman

羅馬洋甘菊所帶來的靈性感知，如同它的花語一般，是「痛苦中的力量」、「逆境中的生命力」，洋甘菊的生命力非常頑強，在艱難的環境中也能頑強成長，展現出生存的力量。所以它非常適合用於開展太陽神經叢輪的力量與自信。

調整好妳的坐姿，讓身體的中心垂直，下巴無上仰，並把全身的重量完全放在臀部，雙腿舒服交盤，沒有任何重量壓迫於此，做幾次深呼吸，透過專注吸氣與吐氣之間，讓自己漸漸地平靜下來。擴展妳的心輪，讓愛的光芒包圍著妳，充滿全身和氣場。

滴1滴羅馬洋甘菊精油在掌心，雙掌相搓，使精油勻稱於手掌間，掌心攤開面向臉部，隨著呼吸上下移動雙掌，幾次移動後感覺鼻腔充滿羅馬洋甘菊的甜香氣，再一次由上往下移動手掌，並向下移動至太陽神經叢輪的位置，並將羅馬洋甘菊精油輕輕畫圓地塗抹在爲陽神經叢輪的前後身體上，再將雙手掌心向上，慢慢的與身體拉開些距離，同時感受太陽神經叢輪的黃光隨著雙手向四面八方擴展開來，雙掌迎接足夠的陽光後，將掌心改以面向身體，讓雙掌捧著能量緩緩推入太陽神經叢輪，感受一股高頻的能量流入，雙手保持貼在靠近太陽神經叢輪的身體部位，透過專注力集中於太陽神經叢輪，感知一朵白色花瓣的洋甘菊在此綻放開來，並投注更多專注的意念，使洋甘菊的花朵綻放的愈來愈巨大，使花瓣擴展觸及身體表層與臨近的氣場，持續專注於洋甘菊花朵上，藉由專注於感知，妳會發現每一瓣的白色花瓣，都化作做一條條迎領走向未來的道路，每一生命的道路，都將因妳活絡的創新發想而展開多元多變的未來，想想原來跟隨自信的展現自己，妳的生命是如此多采多姿，充滿著無限的可能，當妳細觀中心的花蕊，會發現它其實是數十個圓柱形的玻璃盎聚集的展現，每個玻璃盎裏都盛裝著不同的物件，代表著妳生命曾經的美好與喜悅，花點時間，好好發掘、欣賞每一個成爲妳生活豐富、幸福的事物，藉由觸發妳內在感動的瞬間，開啟妳無限的想像與寬闊的內在視野，它也許是一棵美麗的樹；也許是一道灑下的溫暖且閃耀陽光；也許是一個讓妳完全卸下心防的擁抱；也許是一句甜到化不開的話語，任何存在都是有可能的。

再一次將雙手合掌貼近妳的鼻子，透過輕輕的嗅吸帶著蘋果蜜的濃郁甜香，嗅吸的同時，透過意念將太陽神經叢輪的能量向上揚升，通過妳的上三輪——喉輪、眉心輪、頂輪，擴展到身體之外，妳內在的小太陽不僅僅在體內發光，更在肩膀以上的身體部位，如同太陽的光向四周照射著耀眼的金黃光芒，妳合掌的雙手代表著謙卑的心，願放在自我，與美麗的靈性接心，四射的光芒不僅僅代表著妳的閃耀自信，更願將生命的幸福與萬物共享。

緩慢移動雙手，讓雙掌再次疊放在太陽神經叢輪上，再次感受綻放著的巨大洋甘菊花朵帶來的豐盛能量，透過妳的雙手牽引著黃光，向下進入臍輪、海底輪，甚至到妳的雙腿至腳踝、腳掌，讓生命的美好，流入生命的根、生命的傳承、生命的力量之中，使妳活得更踏實、更自信、更有活力。

等到一切的感受都滿足了，就可以安下心來，帶著充沛的能量，回到眞實生活裏，一個步驟接一個步驟的慢慢找回感知，深深的呼吸，輕輕的轉動每一個關節，等妳已完全確認自己從冥想中回來了，妳準備好了，就可以慢慢張開眼睛，結束練習。

心輪　佛手柑、玫瑰原精

◆佛手柑Bergamot

這是一個非常愉快的冥想練習！放開拘束妳的一切事、規則，找到內在自由的自己，來場快樂的舞動吧！

「佛手柑」精油滴1滴在掌心間抹開，做幾次嗅吸，回到準備冥想的狀態，不論妳是坐著或是站著，迅速擴展妳的光流向身體每個部位並充滿每一層的氣場，也許妳已經發現，此刻妳心輪的綠光特別的濃郁、明亮且飽滿。把雙手交疊放在心輪，專注的感受，現在妳能感知心臟特別明顯且活躍的跳動，感受在心輪之中妳的靈魂蠢蠢欲動著，愉悅的心讓在妳心裡深處最美的風景展現出來，仔細探知觸動妳心底對美好、美感所代表的一切，帶著充滿喜樂的心情，慢慢的放開拘謹的自己，跟著這股歡欣的感受開始跳動吧！從輕輕的搖動身體、揮舞雙手、開心的擺動妳的頭，愈動妳就愈快樂，順著妳愉悅的心，隨意的由外到舞動著，直到妳覺得舞動的感學足夠了，再做幾次嗅吸，順著妳的感知、妳的心讓手，聚集四周的能量，最後將能量藉由妳的雙手送入心輪，專注心輪感受能量的變化，放開妳的理性，讓靈性的力量帶著妳的身體舞動，在妳心中美麗風景下盡情的舞動出妳的快樂，即使妳仍想坐著感知或是環境條件受限下只能坐著練習，也能透過雙手和上半身舞動，來釋放出更多的愉悅。妳會清楚知道自己有多幸福，可以如此輕易被美所觸動，勾引出愉悅、欣喜的靈魂，感受到愛且幸福、滿足。

當感覺歡喜、安樂滿盈妳心，最後高舉雙手，抬起頭，引接高頻的能量進入妳的身體，進入妳的心輪，讓雙手順著感覺，慢慢引導能量進入心輪（這個練習只將能量引入心輪，而非所有的脈輪）讓聖潔的靈性之光，照耀在妳喜悅的心之中，能量更加的明亮、活絡，感受心輪此時的富足與平和，然後就準備慢慢地結束練習。

結束找回感知的過程必需遁序漸進的慢慢把呼吸、感知、眞實的妳找回來。做幾次深呼吸，呼吸的同時，感受空氣流過妳的鼻腔與呼吸道，漸漸的把呼吸的頻率找回來，動動手指頭、腳指頭，動動肩膀和脖子，隨意的動動身體的任何關節，把身體的感知與輪廓找回來，接著做最後三次的深呼吸，並告訴自己「我已經準備好要結束練習，帶著充滿喜悅的心，回到此時此刻眞實生活中的我，我準備好了！」慢慢張開眼睛，結束練習。

◆保加利亞玫瑰原精Rose abs

進行這個練習前，如果當下的溫度、空間都適宜的狀況下，非常建議妳以最簡且少的穿著來體驗它。清代《本草綱目拾遺》：「玫瑰露氣香而味淡，能和血平肝，養胃寬胸散郁。」玫瑰除可輔助養胃護肝，Vrksa更喜歡在月經來前使用它來冥想，緩解身心的不適，且香甜的尾味久久不散，整天心情如同嬌豔的玫瑰般滿載著愉悅和舒心。

掌心滴上1滴「保加利亞玫瑰原精」，輕輕的將掌心的精油均匀的推開，充滿整個手掌，輕輕的嗅吸清新溫柔的花香味，藉此放鬆妳的身體並敞開妳的心，再次深深的吸氣，將玫瑰的甜香、柔和且溫暖的能量吸入妳的心輪，使妳心輪生出飽滿的花苞，一朵朵綻放成高雅美麗的粉紅色玫瑰，密集且重瓣的花瓣，展現著愛的飽和度，將手掌的精油推抹在妳的心輪前後方身體上，接著跟隨妳心輪能量的擴展，讓盛開的粉紅色玫瑰從妳的胸口向雙臂的方向延伸綻放，嬌豔欲滴的玫瑰充滿妳的雙手，連掌心也盛開著美麗的花，接著透過妳的雙手從心輪牽引著粉紅色玫瑰向上延伸，綻放在妳的脖子、臉頰，到整個肩頸、頭部，同時妳掌心間的「保加利亞玫瑰原精」也順勢推抹在妳的身上，便是以這樣的方式，透過妳雙手，將玫瑰的精華和溫柔的香氣推展到妳的全身，這真的是非常享受且放鬆的過程，隨著妳的手所移到之處，妳的肩膀、心輪、太陽神經叢輪、妳的肝和胃、臍輪、需要溫暖的子宮、需要能量的腎臟、需要溫柔的力量的海底輪、雙腿、膝蓋、腳踝、腳掌、妳的背和腰全都被嬌豔欲滴、芳香撲鼻的粉紅色玫瑰花所充滿著，「保加利亞玫瑰原精」透過妳溫柔推抹的動作，在妳每一個部分的皮膚上，使舒心、甜美的芬芳輕而易舉地遍及全身，整個身體之內充滿著一股溫暖且柔情的能量，全身承載著愉快與幸福感，如同美麗的的粉紅色玫瑰花帶著綠葉的相襯般，妳的身體、氣場散發著的光芒，是以鮮亮的綠光爲基底，襯托出溫馨柔和的粉紅光。

這麼美好的時刻，更值得妳花費多一點的時間來好好享受，讓自己慢慢的仰躺下來，做好適當的保暖，想像現在的妳躺在一片粉紅色的玫瑰花瓣的花海之中，更多柔情的香芬包圍著妳，藉由躺臥的姿勢更放鬆妳的身心來，感受這一刻裏美好與幸福圍繞著妳，一切無爭無求，更加敞開妳的心，讓溫潤的力量撫慰著妳。

也許妳會在短暫的睡眠之中醒來，這時就可以準備進入結束的階段。再妳最緩慢的速度，找回呼吸的感知，身體部位的感知，心情愉悅與富足的感知，當妳準備好了，透過最後幾次的深呼吸，想起練習前妳所看到的一切景象，妳的穿著，空間的擺設，然後慢慢張開眼睛，結束這美好的練習時光。

喉輪　玫瑰草、綠花白千層

◆玫瑰草Palmarosa

開始練習前先爲自已做一些淨化的工作，如：白色鼠尾草、艾草、檀香燻香、淨化精油噴灑、紫色火焰淨化等方式，全身和練習空間。若妳今日已爲自已做過任何的淨化工作，則可直接進入練習。

首先開展心輪的光到身體每個部位及氣場，接著專注力回到喉輪，隨著音樂，感受喉輪的能量同步向上、向下延伸至每個脈輪，一股淡藍色的螺旋能量索以順時鐘方向牽引著所有脈輪的啟動，滴1滴玫瑰草精油在掌心，抹開後進行嗅吸，妳會發現喉輪瞬間鬆開了，接著手一前一後，慢慢貼在妳的脖子上，一股沁涼感注入喉輪，此刻放鬆輕盈的感覺，讓喉輪直接揚昇開展，成爲那片藍天，向上迎接閃耀的光芒，向下只是留存在與大地之間的虛無，放鬆全身，如果妳的身體感覺需要一點舞動，才能更放鬆，就隨心而動吧！（能量運作過程中可能會感覺喉輪變的溫熱，就讓它自行運作，關注在妳的放鬆）直到全然的卸下一切，一切全歸於無，歸於黑暗時，感受在妳的座位下一朵巨大的白色蓮花綻放，蓮花的能量向上流入妳的喉輪，在喉輪開出一小朵白色蓮花，蓮花四周清澈的水流動著，不遠處高低錯落間，小小水流瀑布激起水花，讓能量隨之運作，能量持續的流動，引入頂輪上方的高頻能量進入喉輪，感受一切景物的變化，直到一切歸於平靜，最後白蓮花變成一朵充滿金光蓮花。慢慢停下一切脈輪的運作，結束練習。

◆綠花白千層Niaouli

特別推薦扁桃腺常莫名輕微發炎或胃部悶脹的妳，來進行這個體驗，練習後會非常舒服哦！

調整好妳的呼吸，讓妳的心和思緒安靜下來，接著擴展妳心輪的光，充滿全身和氣場，讓自己在一個安定的狀態下，準備來好來享受綠花白千層精油帶來的「放下」體驗，張開眼睛，倒2～3滴的綠花白千層精油在雙手掌心，雙掌輕柔地將精油推開，閉上妳的雙眼，慢慢的將右手掌心貼在喉嚨，脖子的前方，左手掌心則則在脖子的後方，做幾次深呼吸，感受精油的能量從前、後方流入喉輪，接著讓雙手慢慢的向右移動，讓右手掌心貼在脖子的右側，左手掌心貼在脖子的左側，一樣透過幾次深呼吸，感受精油的能量從右側和左側流入喉輪，接著再讓雙手向右移動，慢慢的將右手掌心貼在脖子的後方，左手掌心貼在喉嚨、脖子的前方，做幾次深呼吸，感受精油的能量從四面八方聚集來於喉輪，將雙手再次移動，慢慢地兩掌連著併排在臉的前方，和臉部保持3～5公分的距離，深深的呼吸，同時讓雙掌向兩旁畫圓，在妳的臉和喉嚨的位置，雙手的圓畫的大一些，雙手畫圓的同時，進行深呼吸，嗅吸著掌心上的綠光白千層精油，清涼又帶著花香味，透過嗅吸專注力回到喉輪，感受這股沁涼入喉的氣味，彷彿在喉輪盛開一朵朵白千層的小花，卻帶來如同一顆顆小泡沫破掉消融般的淨化，接著慢慢地移動妳的雙手，掌心貼在喉嚨，順著脖子向上滑動，滑動到扁桃腺的位置，抓取在扁桃腺不舒服的能量，握拳並慢慢移到距離身體較遠的位置，然後張開妳握著的拳，讓不舒服的能量飄散到空氣中，空氣中那股沁涼會清除它，依妳自己的感受與需求，做幾次這樣的動作，把不舒服的能量帶走，也透過掌心把綠花白千層精油的能量注入扁桃腺，享受著在扁桃腺的那股清涼感受，當妳的喉輪、扁桃腺舒暢時，妳會發現到，這股沁涼慢慢向下流入太陽神經叢輪，開始在妳的太陽神經叢輪開出一朵朵白千層小花，及如同小泡沫破掉消融般的淨化，慢慢移動妳的雙手，一手在前一手在後，貼在太陽神經叢輪前方與後方，讓掌心持續貼著身體，慢慢向下滑動，帶動妳太陽神經叢輪、胃部多餘的能量向下排除，如果做了幾次，仍覺得太陽神經叢輪、胃部的悶脹感仍未消除，可以透過相同的抓取動作，將多餘能量排除在空氣中，靜靜的享受喉輪、扁桃腺、太陽神經叢輪、胃部的舒暢感，這時也許妳會突然感覺後頸部、肩膀，甚至是後肩胛骨多處的緊繃不適，可以透過妳的雙手進行捏揉或掌心貼合的方式，協助緊繃的部位放鬆，當肩頸處的不適也得到緩解，靜下心來，感受妳的喉輪、太陽神經叢輪中綻放的白千層花朵，穗狀排列花序被涼爽的風輕輕吹撫著，花香吹入風中，偶爾小花吹落地面，妳的喉輪、太陽神經叢輪不再緊縮，完全展開享受這場沁涼、舒暢的搖曳。

慢慢停下一切脈輪的運作，當身體的感知與重量回歸時，明確的告訴自己「我將結束練習，回到此時此刻當下真實的我。」慢慢張開眼睛，結束練習。

眉心輪　胡椒薄荷（歐薄荷）、迷迭香

◆胡椒薄荷（歐薄荷）Peppermint

聽到「薄荷」兩個字就讓妳感到一股「涼」勁，沒錯，這個練習結束後，也許妳會感到頭部有些涼意，所以精油使用量眞的不能多，1滴就好，練習時，更別急著一口氣吸的太多，如此才能好好的感受冥想帶來的頭部放鬆感。當妳感到思緒繁雜而頭部發脹時，這個練習能協助妳緩解不適，重新以更清明的思緒去處理事情。

先滴1滴「胡椒薄荷」精油在手掌心，讓雙掌距離妳的鼻尖約5～10公分的距離，以避免距離過近，吸入過多的薄荷沁入呼吸道而產生不適感，將掌心間精油推抹開來，緩緩的摩挲妳的手掌，同時透過輕輕的呼吸，讓心平靜下來，每一次的吸氣都感覺薄荷的沁涼從鼻腔向上竄入眉心輪，持續幾次輕輕的呼吸，讓通竅透鼻的涼意逐次增加的流入眉心輪，當妳感受到一股清涼舒爽，便可緩緩高舉並展開妳的雙手，約在頭頂的高度，以意念引入四周的白光聚集在妳的掌心間，當白光匯集足夠時，慢慢的讓掌心面向妳，從左右兩側緩緩將白光推入太陽穴，左右手的手掌分別貼在兩側太陽穴的位置，感受白光從掌心化成千縷銀絲流入頭部，流向眉心輪，觸動眉心輪的轉動使能量向四面八方流動，讓緊繃的太陽穴放鬆，讓思緒放空，一切的念想只跟隨著眉心輪釋放出來的光而流轉，接著讓貼合在太陽穴的雙手緩緩向左右分離，拉開些距離，再次以意念使白光聚集在掌

心，以雙手掌心捧接著亮潔的白光，將其緩緩推入眉心輪，並讓雙掌上下交疊的貼在眉心輪前方，深吸一口氣，再次感受「胡椒薄荷」精油帶有淡淡甜味的清爽甜香進入鼻腔、頭部，感受眉心輪擴展的光芒匯集成一道銀光，在眉心輪的高度環繞頭部璀璨皎潔的星河光圈，專注在這道銀色光環，淨化所有的思緒，帶來一片靜謐，當一切都冷靜下來時，銀色光環開始落下無數的熠熠星光，不斷灑落的星塵，像細碎的流沙，像具有穿透的力量，帶著清新舒暢流落在全身，隨著星光所到之處，放鬆每個身體部位，並透過捧接過高頻白光的雙手，以輕柔的速度，將身體部位的緊繃、疼痛與任何不適，向手指尖、腿部、腳指尖方向推抹，協助釋放多餘和不適的能量，使身體完全鬆懈下來，當身體得到更多的放鬆時，某些身體部位的緊繃、疼痛與任何不適就更加的明顯，如果透過雙手的推抹仍無法輕緩它，可以雙手輕輕捏揉方式，感受更加的鬆緩舒暢，感受全身真正「輕」與「鬆」後，持續灑落的銀白星塵，協助妳釋放一切的疲累、負擔和壓抑，進而使全身恢復到最清新輕透的狀態。

如此舒爽的狀態下，何不讓自己好好的沉睡一下，讓大腦也短暫的鬆懈下來，好好的深沉休息，即使只是五分鐘的時間，也能補充十足的精神、激勵起身體能量。小睡片刻結束後，和以往結束練習時步驟相似，從動動小關節開始，慢慢轉動身體，喚醒身體每一個部位感知後，再張開眼睛，結束休息。

◆迷迭香Rosemary

芳療師一致推薦的必備精油前三名就包含「迷迭香」，它的用途廣泛，素有記憶之草的稱號，高揮發性的前味，讓它的草香味帶著一股清靈透亮、乾淨清爽的力度，讓專注力提升、啟發靈感。

滴1滴「迷迭香」精油在掌心，雙手均勻推抹精油，緩緩移動雙手掌心來到眉心輪前方，雙手掌心同時向左右分開，平行環繞至頭部後方——眉心輪後方，雙手掌心自然前後交疊後，再從左右平行環繞回眉心前方，雙手掌心自然前後交疊再向左右繞至後方，持續這個動作，直到妳感受眉心輪能量開展，充滿生機的力量從眉心輪不斷地流出向四周擴展，一支獨秀的嬌豔花朵浮現，花朵綻放之處，綠油油草地延伸生長至後方的山洞，透過意念帶領妳進入幽深的山洞長徑，並在曲折迂迴、洞壁起伏不平的山洞中前進著，不知經過多少次蜿蜒崎嶇的岩洞小徑後，耀眼陽光突然上方的天井灑下，驅走幽暗中的恐懼與不安，享受沐浴光明與希望之中，並且慢慢抬高妳的雙手，疊放在眉心輪，並透過感知引領妳，抓取在眉心輪的煩憂、阻塞，使其飄散於空中，妳已走出陰暗陝小、迂迴不止的小徑，放下困擾妳許久、無法釋放的鬱結，讓自己全然在美麗的陽光下敞開，不斷循迴的憂心，也在這一抹光的圍繞下，帶領妳開始起心轉念。

當一切煩憂遠離，平靜、安樂的心再來細細品味眼前優美靜謐、別有洞天的景緻，令人心曠神怡，而此時天井的山壁縫隙流出清澈冰涼的山泉水，涓如細紗的水瀑傾瀉而下，一滴滴雨點大的水珠在臨近的植葉上跳躍著，落在葉片上的水珠閃耀著晶瑩清透的光亮，望入無暇圓潤的清透中，靈動的光影，映照出四周景象的流轉，在透明、純淨與消逝間，彷彿看透事物的本質，傳遞著生命和事物擁有百態面向及無限可能。

走近岩壁，貼近如小瀑布般的細流，讓水珠拍打在身體上，協助妳抹去層層的傷痛、焦慮、恐懼與負擔，更讓水的純粹力量流入體內，溶解身體、靈魂及氣場上沾粘著的雜質，緩緩流過未癒合的傷口和記憶中的傷疤，回到生命的原點，最初的空無，使妳的身心靈因而感到的平和與舒適。感知清澈的水流也洗滌著頂輪，去除一切的不需要存在的能量與阻塞，洗淨掩蓋住頂輪光芒的塵埃，讓光彩映入眉心輪，並讓流過眉心輪的潔淨泉水，帶著明亮的靈性感知，流向喉輪、心輪、太陽神經叢輪、臍輪、海底輪，探知每一個脈輪的積累的沉載的舊有傷痕，並以純粹的泉水能量撫平傷疤，將負能量沖蝕洗淨，透過眉心輪感知力的開啟，深入洞悉內在各個能量中心的狀態，秉持靈性智慧的引導，將最純粹的品質，帶入每個需要協助、療癒、轉化的內在及生命議題中，使妳獲得真正釋放後的平靜與快樂。

在結束練習前，以意念帶領妳再次穿過山洞的小徑，走出黑暗山洞，回到照耀在陽光下的草地，再慢慢透過深呼吸及身體關節的轉動，逐一將身體的真實感知找回來，並藉由最後三次的深呼吸，讓自己的心回來，準備好回到眞實生活中的妳，慢慢張開眼睛，結束練習。

頂輪　高地薰衣草、乳香

◆高地薰衣草Lavender

薰衣草用途廣、價格宜人，是最適合作爲入門款精油。在用過法國普羅旺斯高地的「雪釀眠」薰衣草精油，才眞正懂得它爲何是精油中的萬人迷。舒緩溫和香氣，用於擴香、助眠、經絡疏通及保養品中皆合宜，花香甜中帶有草味的清新舒放，助於緩和情緒。

建議同步使用擴香儀擴香和滴在手部推抹嗅香來體驗這個練習。

調整好坐姿，輕輕的閉上眼睛，輕而緩的呼吸，享受薰衣草精油擴香環繞在妳四周的舒暢與甜美氣味，藉由呼吸，撫慰妳的心，讓心慢慢地安定下來時，這時緩緩移動妳的雙手，讓雙手掌心分開貼合在頭頂處，想像薰衣草的精華透過雙手聚集在頂輪，慢慢感受妳的頂輪的紫光逐漸的擴展開來，隨著紫光的擴展，將妳的掌心相對並隔出一點距離，將紫光聚集的向空中照耀出更多的光，並順著閃耀的紫光，高舉妳的雙手，向左右展開更寬的距離，讓雙掌間的紫光更加密集、明亮，待紫光聚集到雙掌都充滿濃密的紫光，便將雙手向左右分開，藉由雙手劃出一個以妳爲中心的美麗紫光保護罩，劃完一個完美的圓後，雙手再次交錯，移到胸口的位置，擺出「盾牌手印」（右手臂貼著身體，左手臂在上，雙手手臂交叉置於胸前，手掌輕鬆握拳，拇指在外，壓於食指第2個指節處），瞬間刮起一陣漩風，風夾帶著無數的紫色小花苞，環繞著保護罩旋轉而上，妳感受到妳的保護罩更加的結實且具有保護力，讓妳可以全然的安心敞開心胸與對四周、對體內與體外的一切感知。

當妳感受到一切都是安全的，妳完全卸下心防，安心且自在於此刻時，慢慢解開「盾牌手印」，讓雙手再次貼放回頂輪處，雙手從妳的面前的滑動時，在呼吸中感受鎮定妳心神的這股香氛，並透過掌心更深的感受紫光在頂輪產生與四周共鳴的光芒，此刻的妳感知妳與萬物本爲一體，一切的力量皆來自於自然。藉由妳的雙手，匯集頂輪的紫光，並慢慢的指引著紫光向下流入妳的眉心輪，以一種溫和、純潔的力量，進入眉心輪的中心，讓眉心輪的光隨之流轉，接著以相同的方式，讓雙手慢慢的指引著紫光，依序流入妳的喉輪、心輪、太陽神經叢輪、臍輪及海底輪，感受紫光引導生命體的延伸，在萬物合一下對自然的崇敬，當確認紫光流入每一個脈輪之中，可以慢慢移動雙手在鼻子前方合掌，透過掌心間的空隙，輕輕嗅吸「高地薰衣草」精油舒暢身心的甜美香氣，陪伴妳一同更深入感受每個脈輪中紫光的流轉與帶來的轉化能量。

慢慢停下一切脈輪的運作，讓能量更多的下沉到海底輪、臍輪、太陽神經叢輪、心輪及喉輪，如此當妳從冥想練習中回來後，較不會有頭暈的狀況發生，等確定能量下沉的多於停留在頂輪和眉心輪的能量後，就可以開始慢慢找回身體的感知與重量回歸時，明確的告訴自己「我將結束練習，回到此時此刻當下眞實的我。」慢慢張開眼睛，結束練習。

如果結束後仍發生頭暈的情形，就再次閉上眼睛，再次以意念引導能量下沉，直到舒緩爲止，再慢慢張開眼睛。

◆乳香Frankincence

先做幾次深沉的呼吸，明確感覺當妳吸氣時新鮮的空氣流過鼻腔、呼吸道，摒息幾秒鐘後，再緩緩吐氣，輕而平穩、細長的吐氣，感覺體內的雜質都隨著吐氣離開妳的身體，透過專注於呼吸，讓自己慢慢地靜下心來，感受安定和平靜。

首先將專注力來到心輪，釋放出淺藏在妳心輪深處的靈性力量，使其迅速擴展充滿全身及氣場，在妳爲自己所建立的能量保護罩中，妳與妳最純淨的靈魂相遇。

滴1滴「乳香」精油在妳的手掌心，乳香精油質地較爲濃稠，需要花點時間等待它從瓶口滴下，將精油在掌心推抹開來，雙手掌心移至鼻子前方，雙手與臉部隔著一點距離，輕鬆畫圓方式，輕鬆、舒服地嗅吸著乳香精油極爲特殊的香氣，有種純淨沁入靈魂深處的感覺，透過嗅吸這股木質香氣，感受身心靈連結合一的空無與全然放鬆。待妳覺得已深深將乳香精油的香氣能量已進入妳的體內時，便可緩緩的高舉雙手於頭頂上方，掌心相對，透過掌心的乳香精油神聖地木質香氣，藉以聚集高頻的能量來到掌心之間，此時，讓專注力來到頂輪，透過意念或想像，使妳頂輪的千瓣蓮花，一層層的綻放，呈現盛開的樣子，接著以妳的雙手掌心捧接著神聖的能量向下，讓美麗的白光，緩緩的置入頂輪之內，依妳自己的感受與直覺，重覆進行幾次雙手高舉捧接白光，向下置入頂輪之內的動作，每個人的狀況與需求不同，妳只要相信自己的直覺與感知來進行，有時雙手向上舉高到頭頂的過程中，妳的雙手會不自覺地做出一些螺旋或旋轉的動作，就順應妳的感知，自然跟隨即可。當妳覺得白光流入的足夠了，就讓雙手緩緩向下合掌於胸前，意念專注於頂輪，感受每一道進入頂輪的白光，都帶著古老的靈性智慧，一點一滴的融入妳的靈魂裏，它也許是妳曾擁有過的靈性智慧，也許是適合目前妳的靈魂狀態所需要學習的靈性指引，留給自己多一點的時間，以最純粹的信任感知一切，找回每一個靈魂的碎片，讓祂重新相融，綻放著最純淨亮白的光芒。

當妳有所體悟後，雙手緩緩而上，藉著雙手緩慢移動的同時，再次嗅吸著神聖而淨化身心的木質香味，再次高舉雙手於頭頂之上，掌心相對接引著白光聚集，當白光聚集夠多時，雙掌緩緩垂直向下，將白光從頂輪帶入，並以雙手引導流入每一個脈輪，爲每一個脈輪補充能量，喚起每一個脈輪中的靈性力量，使全身閃耀著白光，接著讓雙臂自然地向左右展開，掌心向上平舉，迎接更多的神聖之光照耀在妳的氣場上，照耀在妳身體每一個細胞及每一個脈輪，歡喜迎接著光的恩賜與祝福。被神聖的白光所環繞的妳，是喜悅的，是慈悲的，是充滿大愛的力量，此時的妳充滿感恩之心，若妳願意將這份美好與祝福無私地分享予親友以及身旁的衆人，此時妳可以慢慢地做出「完全覺識手印」（右手與至肩膀高度，掌心向前，拇指與食指指尖相連，其他三指自然向天空伸直；左手前臂與地面平行，掌心翻掌下壓向前，一樣拇指與食指指尖相連，其他三指自然伸向地面），讓指向天空的右手持續迎接著白光流入妳的體內，體悟到本質小我的內在本性的完滿，藉由釋出大我的眞誠信念，並透過伸下地面的左手，將帶著完滿、幸福與喜樂的白光分享給需要的人們，奉獻妳的慈悲與大愛，使自己更加富足與喜樂。

這個練習，往往進行到「完全覺識手印」總令人不自覺的熱淚瑩眶，但並非淚流滿面的程度，這是因爲妳靈魂深處引發了能量的共鳴，一種發自內心的喜悅與富足，牽動平靜中更深的體悟與感觸所致，不需過於擔憂或驚嚇，這是很自然而然的表現。

當妳覺得練習足夠了，就可以慢慢準備找回妳的眞實感知與意識，準備好結束練習，回到此時時刻眞生活中的妳。首先讓專注力來到妳的頂輪，透過意念或想像，將頂輪的千瓣蓮花一層層的回到含苞待放的狀態，關閉妳的頂輪，暫時停止白光持續從頂輪流入，妳可以自行選擇是否要將氣場與每一個脈輪擴展的光收回，或是讓光持續一整天在氣場包圍著妳，每個脈輪能量持續在體內擴展、運轉，直到妳今晚沉沉睡去時，一切的光將自動的回到祂原來的位置，現在請妳做幾次深呼吸，吐氣時頂輪、眉心輪的能量下沉多一些來到喉輪與心輪，甚至更向下流入太陽神經叢輪、臍輪、海底輪，再做幾次深呼吸，感受空氣在鼻腔、呼吸道的流動，動動手指頭、腳指頭、動動肩膀，逐一找回身體的感知，想起妳今天衣服的顏色，練習前曾看到的一切景象，地板的顏色、窗簾的顏色，將當下的意識也找回來，當感知、意識都回來了，做最後幾次的深呼吸，告訴自己「我將結束練習，回到此時此刻當下的我。」慢慢張開眼睛，結束練習。

七個脈輪同時擴展

◆台灣頂級檜木Hinoki

這款精油，喚醒在大雪山國家森林遊樂區與神木相遇時連結的記憶，深深紮根大地的同時，卻也融合著天地之間的白光的流動，是一個非常舒服、臣服天地無私大愛的冥想練習哦！

做幾次深呼吸，緩緩吸氣，再緩緩吐氣，讓呼吸愈來愈細長且均勻，藉由專注在呼吸，讓內在平靜下來，使身體變得輕鬆，放掉多餘的思緒，讓自己準備好進入冥想練習。

首先將專注力集中在妳的心輪，開啟心輪的綠光與能量，讓綠光充滿胸腔，流向肩膀、流入雙手，直達指尖，讓綠光流入喉嚨，包圍整個脖子，再向上流動包圍所有五官，流入頭部每一個細胞及每一根髮絲，回到心輪讓更多的綠光流出，包圍所有內臟器官，充滿胸部與腹部，讓綠光從尾椎向上流過整條脊椎、頸椎，放鬆背部和肩頸，彙集綠光從大腿根部流向腳尖，感受全身被綠光的溫柔所包圍著，更擴展綠光到每一層的氣場，一道美麗的綠光能量保護罩將妳包圍在其中。

滴1滴「台灣頂級檜木」精油在妳的手掌心，台灣頂級檜木精油是以木心粹煉而成，質地較爲濃稠，需要花點時間等待它從瓶口滴下，之後以雙掌將精油在掌心推抹開來，手掌移至鼻子前方，嗅吸著濃厚卻香味細緻的木質味，幾次嗅吸後，帶著台灣頂級檜木精油古樸飽滿的木質味，將鎮靜的力量吸入，雙手同時順勢而下，移到海底輪的位置貼合著，移動雙手將乳香精油擴散到髖骨的前後側，藉此協助擴展海底輪的紅光，接著雙手來到大腿根部，以台灣頂級檜木精油的香氛帶動著紅光的流動，緩緩的推向大腿、膝蓋、小腿，直至腳指頭的指尖，這種推展有時不需要雙手貼合著身體來進行，台灣頂級檜木具有在氣場運作的能量精油，卽使雙手與腿部間隔著五公分左右的距離，依然能感受到精油帶動著能量流動。透過紅光向下流動、紮根，自然地快速連結地球中心大地之母的能量，雙手掌背相貼，順著脈輪所在位置緩緩而上，依妳的感知變幻著不同的手印或手勢，將大地的紮根力量帶至全身及每一個脈輪，雙手再次合掌於鼻子前方，再次嗅吸令人寧神靜心的木質香氣，自然的讓手上、下帶動精油能量更多的進入脈輪與全身，彷彿給予更多的鬆懈，解開身心靈一切的束縛，自在地享受在連結神性力量的氛圍下，再次嗅吸台灣頂級檜木精油，讓這股純厚的木香，通暢全身，雙臂自然開展，將精油的香氣充滿在氣場，花些時間感受自身能量的流轉，讓自己享受在檜木林間暢開身心的舒活與愉悅。

慢慢地雙手再次來到妳的面前，嗅吸幾次，讓妳的靈魂深深地與台灣檜木精油融合，帶著喜悅，緩緩高舉雙手於頭頂上方，掌心相對，想像大自然創造生命的力量逐漸聚集在妳的掌心之間，迎接著耀眼地白光，慢慢向下，從開啟妳的頂輪，讓白光流入妳體內，接著持續向下，流入眉心輪、喉輪、心輪、太陽神經叢輪、臍輪、海底輪，再持續向下，連結大地的力量，此時，讓妳的雙手自然指尖向下，雙臂與身體隔開一點距離，擺出「生命力手印」（食指與中指自然向下伸直，其餘拇指、無名指、小指三指指尖輕輕的接碰相連在一起），一股更深沉的紮根力量，讓妳成爲天與地之間的能量通道，享受著自己成爲大自然生命能量流動的通道，感受生命的力量、喜悅與美好，放空自己的肉體與能量，與天地萬物間的能量流轉合而爲一，此刻妳不再是之一，而是合一。

當妳覺得體驗足夠了，就可以準備結束練習，每一次能量連結天地之間後，爲避免影響妳的日常生活作息的專注力，請務必確實的將連結身體之外的能量通道暫時關閉，讓能量只留身體之內，持續支持妳一整天的工作與生活。首先專注力來到海底輪，將紅光從地球中心收回，暫時停止妳與大地之母能量的連結，讓紅光只停留在妳的雙腿和海底輪，接著專注力來到妳的頂輪，透過一些想像力，關閉妳的頂輪，暫時停止白光的流入，現在能量只在妳的體內流轉著，妳可以自行選擇是否要將氣場的光收回，或是要讓光持續包圍著妳，妳也可以選擇是否要將因天地能量連結，而觸動擴展的每一脈輪能量，縮回到一個妳覺得適合且舒服的大小。最後請妳做幾次深呼吸，吐氣時頂輪、眉心輪的能量下沉多一些來到喉輪與心輪，甚至更向下沉入下三脈輪（太陽神經叢輪、臍輪、海底輪），再做幾次深呼吸，感受空氣在鼻腔、呼吸道的流動，動動手指頭、腳指頭、動動肩膀，逐一找回身體的感知，想想妳今天衣服的顏色，妳閉上眼睛練習前看到的一切景象，把當下的意識也找回來，當感知、意識都回來了，做最後3次的深呼吸，告訴自己「我將結束練習，回到此時此刻當下的我。」慢慢張開眼睛，結束練習。

◆東印度邁索爾60年特級老檀香Sandal wood

東印度邁索爾特級老檀香精油很珍貴，且香味持久濃郁，省省的用量就很有能量。手滴上1滴檀香精油，雙掌將精油勻稱的推抹開來，別急著將手掌放在鼻子前方嗅吸，特級檀香精油初聞時青澀厚重的木質味較重，趁著精油推抹的時間，讓自己的心平靜下來更重要，準備敞開更爲敏銳的心去感知，也讓檀香的溫柔、沉穩的香味逐漸催化出來。

當心完全的平靜下來時，雙掌平攤掌心向著臉部，慢慢的劃圓，在呼吸間深深吸入特級檀香通暢心神、撫慰心靈的幽雅木質甜香，雙手手掌緩緩移動到眉心輪的前方，手掌不需緊貼在眉心上，留出點間距，讓能量更多的擴展與聚攏於此，當感受眉心與掌心間匯聚夠多的能量時，讓雙掌配合妳感知的速度，從眉心緩緩向左右方推展出去，透過這手勢擴張眉心輪的能量，開展妳對靈性的感知力，在妳展臂的範圍之內，都充滿著眉心輪靛藍光，深幽且觸動純淨的靈魂，再一次雙掌回到眉心前方，聚集能量，透過雙掌從眉心緩緩向前推展眉心輪的靛藍光，再向左右擴展開來，維持著輕鬆展開雙臂的姿勢，感受妳的眉心輪在如同蓬鬆棉絮般的純淨雲層之上，處於高空雲霄，一切的生命智慧感知變得廣闊無垠、光亮清明，曾經擋眼前令妳看不清的雲霧已不覆存在，以最安定且純粹的意念探索妳能感知到什麼樣的生命智慧，只是自然地追隨感知，不需批評、懷疑妳感知到的一切，每個生命都是獨一無二的，感受自然也絕無僅有，也許妳會感知到一些從未在眞實生活中見過的花卉、植物、動物，只需相信妳所感知到的，知道就好，不需刻意追求一定要感知到什麼，更不需執著於看到的任何景像的虛實分辨與思索，別讓理性的思考，讓妳遠離一次靈性練習的體驗，一切就是看到、知道就好，重要的是，看到這些美麗的景像，妳的是快樂的、開心的，讓自己沉靜在冥想之中，感到身心舒暢、喜悅幸福。

輕輕的搖動全身的任一處關節，讓能量在體內可以更自在的流動，完全放任、追隨身體自然的律動，每動一處，妳更能感受到此部位的緊繃和疼痛，並透過不同的搖擺、轉動，放鬆它，讓能量通暢流轉於身體每一處，流入每一個器官與細胞之內。當妳全身都變得舒暢自在時，將眉心輪四周蓬鬆且光亮潔白的雲絮高空雲霄，透過雙手與意念，引入七個脈輪並擴展至全身，透過生命智慧感知在妳體內的訊息，如果妳有長期那個部位不舒服，或是特別感覺到阻礙，或是特別懼怕的困惑，都可以試著在此時刻，好好的關照內在的訊息，解開妳的疑惑和好好照顧自己身體的方法。

妳可以持續的重覆以雙手掌心開展眉心輪的動作，及牽引能量進入全身和每一脈輪的動作，藉此更清楚的瞭解及關照自己全身的能量流動狀況，直到妳覺得感知的訊息暫時已足夠，讓妳回饋於讓自已更輕鬆自在、喜悅卻也安定時，就可以慢慢地停下一切能量流轉的運作，準備結束練習。讓頂輪和眉心輪的能量下沉到海底輪、臍輪、太陽神經叢輪、心輪及喉輪，多些能量下沉到這幾個脈輪，可以使妳在冥想練習結束後，較不會發生頭暈的狀況，等確定能量下沉夠多後，當身體的感知與重量回歸時，慢慢張開眼睛，結束練習，回到此刻眞實當下的我。

線香

「香」在中國文化上歷史攸久，一般認爲焚香起源於道教的宗教儀式，不過現在儒、釋、道相融，焚香幾乎已成了東方信仰中必備的敬神方式。歷史記載在周朝就開始有正式焚香紀錄，薰香文化也漸漸成爲貴族生活中的享受。

「線香」品法操作簡便，因此成爲現今最多人使用的一種品香方式，只需點燃一根線香，置於香插或香盤中即可，且香氣也擴散地快，約1分鐘左右，空間內便可縈繞香味。

品香前妳應該要知道的事項：

◇挑選純天然的香木和植物黏劑製成的香品，好的香品選材單純、自然，對心神的調養、身心的放鬆有增益的效果。

◇保持室內空氣的流動，除有助於香味擴散開來，同時也能避免煙霧瀰漫。

◇放置點燃香品的容器材質要慎選，周圍應避免放置易燃的物品，如：紙張。

◇點香時以火苗內側點燃即可，避免火焰尖端熱度過高，容易使香品過度碳化，產生焦味或煙火味。

各款香品搭配脈輪冥想彙整表

脈輪	香品	冥想感知
海底輪	海南藥用降眞	淨化體內脈輪，協助療癒內在小孩。
	沉水降眞	淨化身體不適與緊繃。
臍輪	台灣檜木	能量彙集，聚精傳送全身。
太陽神經叢輪	百年香柏	陽光照耀大地，全身如同大樹般的葉、莖和樹幹，閃耀著點點黃光。
心輪	古崖柏	俯視山林，心胸開展。
喉輪	寮國香杉	如雲霧在山間飄散般，帶動風的流轉，引來喉嚨一陣沁涼。
眉心輪	東非老山頭檀香	擴展靈性感知，助眠安神。
七個脈輪	頂級惠安靜思香	全身能量充沛、通體舒暢。

◇香品點燃後，不要馬上湊太近去聞，避免剛點燃時的煙燻味影響嗅覺，點燃的香應遠離門窗的位置，觀察室內空氣的流動，調整適當的距離，應與香品保持30～40公分的距離，和才能讓香味確實的充滿空間又不致於煙霧燻嗆，待香韻飄散開來，再細細品嗅幽幽馨香。

一支七吋（21公分）線香通常可用於2～3次的冥想練習，練習結束線香未燒完，可以將香頭輕輕在香盤上捻熄，下次品香再使用，當然也可以持續讓幽香縈繞，這時看書、寫心經，隨心做一些妳的靈性成長功課，讓線香持續慢慢燒完。

海底輪　海南藥用降眞、沉水降眞

「海南藥用降眞」線香：淨化體內脈輪，協助療癒內在小孩。

找一個適合的空間，調整好坐姿，讓心平靜下來，將線香置於鼻下，透過幾次嗅吸，將海南藥用降眞的氣味一點一滴，深深吸入體內，也許此時，妳已經感覺到鼻子酸酸的，心苦苦的，想流淚，帶著這股觸及內心的酸澀感，點燃「海南藥用降眞」線香，慢慢地閉上眼睛，將專注力來到心輪，回到妳的內心深處，釋放心輪的壓抑與悲傷，毫無保留與隱藏地展開心輪，讓所有的不愉快宣洩出來，這時，透過海南藥用降眞的香氣，帶著這心中的酸楚，慢慢的下沉，來到海底輪，專注海底輪，明確的感受海底輪能量以旋轉方式運作著，透過離心的力量，抽絲剝繭出更多早已刻印在海底輪的傷痕，也許來自於今世，也許來自已不留存任何記憶的某一世，不需探究它的來源，讓這些傷痛、不甘、恐懼、負憂，都透過「海南藥用降眞」的氣味，慢慢捲繞下沉至地底深處，使其消融於大地，清除積累在體內、靈魂甚至氣場中的負荷，而變得愈加的清透、自在，當妳覺得海底輪清理夠了，自然的讓海底輪旋轉的力量向上，帶動沉積在其他脈輪的痛苦或不愉快印記，也逐一透過捲繞向下匯集到海底輪，再慢慢捲繞下沉至地底深處，清除它、淡化它，使留存的傷疤不再刻骨銘心，且妳已體驗到當放下時身心的輕鬆自在後，自然就更容易去面對、轉化、療癒及處理內在小孩的議題，心輕盈了，身體的緊繃自然也少了許多。

「沉水降眞」線香：淨化身體不適與緊繃。

坐定後，讓心平靜下來，將「沉水降眞」線香置於鼻下，透過幾次嗅吸，將沉水降眞的氣味慢慢吸入體內，當氣味留入體內，自然而然地牽引妳的專注力全部集中到海底輪，點燃線香後，慢慢地閉上眼睛，讓沉水降眞的燻香味，再次將專注力帶回到海底輪，當妳專注在海底輪的這一刻，便明顯地感受沉水降眞的氣味開始牽動著身體部位的不適感，如雨後春筍般一個接一個的浮現出來，那裏酸痛、悶脹、緊繃，甚至還感受到那個部位正發出一抽一抽的刺痛感，藉由海底輪能量的旋轉，將這些身體部位的不適感全數捲繞彙流聚來到集海底輪，同時也以旋轉方式，從海底輪向下傳入大地，讓大地爲妳吸收這些不舒服的能量，漸漸地，妳可以明顯感受到身體的不適感正慢慢在減緩、消失，盡可能放鬆全身的筋骨、肌肉，全然相信能量的運作，及一切敏銳的感知，持續品味著沉水降眞與甜茴香相似的順滑香味，放鬆地感受身體那些部位的疼痛浮現、流出、減緩，待冥想結束後，妳會體察到身體比練習前，更加的輕巧、舒服，就像做了一場溫柔的SPA一樣。

臍輪　台灣檜木

「台灣檜木」線香：能量彙集，聚精傳送全身。

先閉上眼睛，調整呼吸，讓自己逐漸沉靜下來，放掉多餘的思緒，將感知完全拉回、專注內在。

慢慢張開眼，將「台灣檜木」線香置於鼻下，透過幾次嗅吸，品味台灣檜木優雅怡人的清香，彷彿走入台灣的檜木森林之中，帶著這份敞開身心的感知，點燃台灣檜木線香，再次輕輕閉上雙眼，並再以幾次呼吸，細細品味著台灣檜木薰香獨特的台灣山林氣味，回到熟悉的林木懷抱中，慢慢將專注力移到臍輪，感受臍輪橘光向四周照耀著，不斷地湧入充滿力量和富足感的橘光，在腹部內以一條條垂直條狀，向上下延伸，條狀的垂直橘光能量線，排列環繞一圈，塞滿了整個腹部，強大的能量讓腹部有種向外鼓脹起來，此時妳的身體正如同檜木粗壯的樹幹一樣，而臍輪垂直的橘光能量線，就是樹幹內部輸送養分的「維管束」，正閃耀著光芒且養分飽滿的力量，透過嗅吸台灣檜木的清香，使臍輪聚集更多的能量，在光束中形成一顆顆的橘色小光球，當小光球數量飽合充斥在每一條橘色光束中時，此刻透過意念將橘色小光球傳送到全身的每一個部位、每一個細胞中，感受全身補足充沛的活力與動能，感到富足且能量十足。

太陽神經叢輪　百年香柏

「百年香柏」線香：陽光照耀大地，全身如同大樹般的葉、莖和樹幹，閃耀著點點黃光。

讓心平靜下來，將線香置於鼻子下方，先進行品香，嗅吸品味以時間換取的輕柔甜香，彷彿能嗅吸到陽光的味道。

點燃線香，調整好坐姿，伴隨這股甜美的淡雅清香，將專注力帶到太陽神經叢輪，透過妳的專注使太陽神經叢輪的黃光開始擴展，喚醒妳體內充滿創造力與自信，一股陽光般的能量向四周射散，此時妳的胸腔下緣會有微微的鼓脹感，明亮、溫熱的陽光照耀大地，陽光的閃耀點點光亮，包圍了樹的葉、莖以及樹幹，妳的全身如同這棵大樹，閃耀著點點的能量黃光，舒展枝葉迎向陽光，吸取及創造生命的原動力。即使是充滿生命力的樹葉，仍終有凋落之時，不再翠綠的樹葉飄落下來，在未落地前在風中滑翔、翻轉，最後輕飄飄的停留於地面，落葉不是生命的結束，而是功成身退的回歸大地，落葉歸根化作污泥，成爲大地的養份，幻化爲另一種生命的滋養，重新出發。

綠葉從萌芽至凋零，始終懷以欣然之心爲大樹的生命付出努力，在深邃的森林裏，是偉大的生命能量生產者，建構出最溫柔、舒適的綠意、豐沛大地，即使在生命的結束後，成爲舖在林下的枯葉，腐蝕後化作另一種能量，持續滋養大地，它的凋零不是生命的結束，是另一種能量的轉化。

心輪　古崖柏

「古崖柏」線香：俯視山林，心胸開展。

先別急著點燃線香，拿起線香放在鼻子下方，深深吸氣，嗅吸品味「古崖柏」典雅的清香中帶有天然香甜味和沁心感，透過幾次嗅吸不用點燃線香，就可以另妳的心輪開始啟動，待妳覺得品香已足夠後，點燃線香，重新調整好坐姿，開始伴隨這股幽雅木香進入心輪冥想。

透過幾次深呼吸，讓自己的身體、心情沉靜下來，吸入香氣，細細品味這股柔和雅韻的木香，同時擴展妳心輪的綠光，充滿胸腔、肩膀、雙手、喉嚨、頭部到每一根髮絲，讓更多的綠光包圍妳所有的內臟器官，從尾椎進入脊椎、頸椎，再次流入頭部，接著讓綠光從大腿根部流入雙腿，讓綠光從身體輪廓向外擴展，直到綠光充滿妳手臂展開寬度的氣場，在綠光的包下，專注力回到妳的心輪，透過妳已完全沉靜下來的心，更能明顯感受到「古崖柏」線香的柔中帶甜，沉中幽雅的感受，彷彿妳已成爲那陡峭山壁上，彎曲扭轉的枝幹伸向天際的柏樹，聳立於崖邊，妳輕易的感受到山間霧氣飄過身側，風帶動著雲霧不斷地變化，再次深深的吸氣，柔和的韻香已帶妳到達山頂，俯視而下，連綿的山巒和一大片的綠意在妳之下，這樣的俯視山林，讓妳的胸懷、心境更加的開闊，感受碧綠山林，帶給妳心靈一種祥和、質樸感，此刻的妳自在、安樂，心輪的綠光足以無限的擴展，擴展到整片山林，擴展到這個居住的區域，妳樂於分享這美好的綠光給所有的人們，共同感受山林翠綠帶來的無限生機與無私的愛，讓妳的雙手擺出「淨念手印」（雙手四指併攏，掌心向上，左手疊在右手上，雙手拇指指尖接觸）在海底輪前方，透過手印聚集能量，再維持手印姿勢慢慢將手上移，停在心輪前方，聚集更多的心輪能量在手印空間處，然後慢慢將手向上伸直同時分開，並自然的展開手指，再向兩旁分開，感受妳的綠光也如同碧綠的山林一般，無私地分享妳的受到妳所居住的這片土地及人們，微微仰起頭，充分的展開雙臂，擴展更多的綠光分享出去，這個姿勢也協助妳更加開闊胸腔，讓心裏壓抑都隨著吹過山巔的風消散而去，接著再慢慢地收回展開的雙手靠攏，雙手掌心捧著山林的平和、自在回到妳的心輪前方，回到「淨念手印」姿勢，再慢慢向下回到海底輪前方，再跟隨妳的感覺，做幾次這樣的手印及擴展，直到妳覺得足夠了，回到最初冥想的姿勢，感受現在妳心輪的自由、舒暢與幸福。

體驗過這份自在與喜樂後，將準備結束練習，透過幾次在妳呼吸，逐步的找回身體的感知和重量，當妳覺得感知與重量都回來的差不多了，就透過最後幾次的深呼吸，讓自己明確知道妳已經準備好回到此時此刻，真實生活的當下，在一次深呼吸，慢慢張開眼睛，回到此時此刻，結束練習。

喉輪　寮國香杉

「寮國香杉」線香：如雲霧在山間飄散般，帶動風的流轉，引來喉嚨一陣沁涼。

做幾次輕鬆自在呼吸，吐氣時，將抑鬱在胸口、喉嚨的不順暢全都吐出，透過這樣的吐氣，直到讓自己的舒服和緩一些，等待馨香環繞空間的片刻，擴展心輪的光，充滿全身與氣場。

當妳準備好了，深吸一口氣，品味「寮國香杉」舒爽的木質香中帶著一股甘草味，隨著香氣專注喉輪，感受如聳立於林間的香杉，雲霧繚繞樹稍，輕輕飄向整片山林，逐漸飄散在山巒間，此時妳會發現自己的肩頸某些部位特別僵硬，藉由輕而緩慢，不拘泥任何轉動的方式，如雲霧在山間般飄動的輕柔，慢慢轉動妳的脖子、雙肩，甚至是雙手任一個關節處，讓妳的上半身及頸部，變得愈來愈舒暢且放鬆，甚至讓妳輕鬆到頸椎都不想施力支撐，自然讓下巴上仰，微微的擺動脖子，讓脖子和肩膀感受更多的放鬆和自在，持續專注感受「寮國香杉」的木香，感受自己如同飄移山間的雲霧，細細品味妳會發現木香中引出一股青檸香氣，似林間雲霧爲林木提供水氣滋潤，牽引出自然的清新木香，沁入喉嚨的清涼，是另一番的滋潤，專注喉輪，雲霧聚集溼氣漸漸凝結，落入林間滴入土壤，從石縫苔尖滴下，聚合爲山間的小溪流，向深山裏的斷層奔流而去，瞬間傾瀉而下形爲飛瀑，水簾懸天，銀珠飛濺，水霧瀰漫山谷間，透過雙手抓取喉輪阻塞的能量，雙拳保持抓握，雙臂向左右展開，將阻塞的能量抽離喉輪，拳口向下，讓抓取出的能量隨著飛瀑流泉一瀉而去，接著，別忘了也需暢通喉輪後方阻塞的能量，相同的，透過雙手抓取喉輪阻塞的能量，雙拳抓握，雙臂展開，抽離阻塞的能量，拳口向下，讓抓取出的能量隨飛瀑流泉一瀉而去，透過幾次的清除喉輪阻塞的能量後，雙手輕放回大腿上，再次專注喉輪時，妳會明顯感受到喉嚨閃耀著水藍色光芒，光采化作點點晶亮，隨著水霧飄散於山林谷澗間，帶動山風流轉，一陣輕涼吹撫，感受這股清新、舒暢。

感受夠了，就可以準備結束練習，先確定脖子端正支持頭部，再開始慢慢地透過幾次呼吸，找回身體的感知和重量，當感知與重量都回來的差不多時，就明確告訴自己，妳已經準備好回到此時此刻，回到眞實生活的當下，透過最後幾次的深呼吸，讓自己的思緒慢慢回來，調整好自己，再慢慢張開眼睛，結束練習。

眉心輪　東非老山頭檀香

睡眠品質不好或思緒繁雜的時候，可以試著在睡前點燃檀香，雖然此冥想會啟動眉心輪無限開展，但開展過後，卻是全然的放空思緒，深沉入睡。

「東非老山頭檀香」線香味道很特別，有一股奶香味，坐定後先別急著點燃線香，靠近鼻子深深吸氣，嗅吸品味「東非老山頭檀香」帶有奶香味，溫潤且多層的香氣，透過幾次嗅吸不用點燃線香，就能讓心慢慢的安定下來。

點燃線香，調整好坐姿，讓這股溫和柔順的甘甜木香帶領妳進入冥想。透過幾次深呼吸，讓自己的身體、心情平靜下來，吸入香氣，細細品味這股溫順香甜的木香，並先開始擴展妳心輪的綠光或能量，讓光或能量充滿胸腔，流入肩膀、雙手、喉嚨、頭部，也許此時的妳已經感受到眉心輪的運作，似山間雲霧的白白輕煙從眉心輪緩緩流下，重新專注回心輪能量的擴展，以稍快的速度，讓更多的光與能量充滿胸腔與腹腔，於此同時光包圍了所有的內臟器官，光流入脊椎、頸椎，放鬆整個背部及肩頸，接著從大腿根部充滿雙腿，並從身體輪廓向外擴展，形成手臂展開寬度的氣場。

在自己靈性光圈環繞下，將專注力拉升到眉心輪的位置，身處光中，眉心輪的開展更自在些，隨著「東非老山頭檀香」線香多層次的深厚溫潤氣味，感知縹緲白霧綿延不絕地從眉心輪飄散出來，如柔軟的白紗翻滾而下，濃厚的雲霧覆蓋住整片山林，雲霧繚繞，群峰在雲霧中若隱若現，滿山滿谷的霧浪翻騰，從肩頸開始逐一放鬆妳所有的關節，隨著霧浪輕盈且緩慢的轉動或擺動著，時而如裊裊輕煙似輕盈羽毛緩緩飄落，時而如翻滾洪濤在兩峰山澗處捲起萬頃波濤，全然的跟隨感知而動，妳會發現緊繃部位變得舒活自在，疼痛感得到緩解，阻塞的能量也逐漸暢通了。多花些時間在內觀感知和自然地擺動，因爲有些深藏或壓抑許久或輕微的不適，會在一層層的舒展後才顯現、探知。隨著身體得到舒緩與解放，山巒間繚繞的濃霧，被輕柔的風，幻化成層層薄紗，白霧中林木的頂端浮現出來，輕紗薄霧裏，充滿著孕育生命的養分，高溼度雲霧盈溢著濕冷水氣，滲入山林間的泥土，也使空氣中夾雜著野草與樹木的潮香，白霧縹緲的林間，靜謐美好。

體內與氣場上每一處，如同被大地的白霧薄紗籠罩著，祥和且安定的隱沒在濃滯霧色裏，寧靜中生命的根深紮大地，精微能量輕瑩流動、悄悄交互作用著，使能量愈加緊密充沛，平靜感知內在細微變化，當妳進入更深層寧靜時，靈性的燦爛光輝，開啟內在欣喜，輕紗薄霧間射下數道金光，樹木沐浴在金色閃耀中，勾勒出草木自然的剪影，暖陽燦爛的放射異彩，和風徐徐，讓薄霧在葉片上凝結成珠，晶透光亮，感受平和後萌生的歡欣與喜悅，及此刻生命能量的璀璨四射。

當妳準備結束練習，記得將眉心輪的能量向下流入喉輪及心輪後，再透過幾次呼吸調整，逐步將身體呼吸、關節轉動的感知找回來，當身體的感知與身體重量都回來時，就明確告訴自己，妳已經準備好回到此時此刻，回到真實生活的當下，透過最後幾次的深呼吸，讓自已的思緒慢慢回來，如果還有些頭暈的感覺時，先別急著張開眼睛，再次將專注力帶回眉心輪，讓眉心輪更多的能量向下流入喉輪及心輪，感覺能量下沉了，再次調整呼吸，慢慢將身體的感知、輪廓逐步找回來，確定調整好自己，肯定自己準備好將結束練習，不再留念冥想的美好，知道妳已學會讓思緒沉靜下來的方法，當妳需要時，隨時可以再次感受這樣的冥想練習，讓自己完全準備好結束練習，然後慢慢張開眼睛，結束這次的眉心輪冥想。

七個脈輪同時擴展　頂級惠安靜思香

「頂級惠安靜思香」線香：七個脈輪能量充沛、通體舒暢。

單單僅是嗅聞「頂級惠安靜思香」就能感覺通體舒暢，沉香味中帶著甜蜜蜜的瓜果香，沉靜中擁有著幸福甜蜜的感受。

準備好進入頂級線香的靈性享宴受了嗎？透過幾次輕鬆、自然的呼吸，讓身體與心慢慢的安靜下來，讓光從心輪擴展，充滿全身。深深吸氣，品味「頂級惠安靜思香」沉厚中帶有清甜的馨香，自然帶動小周天呼吸循環，吸氣時清柔的香韻帶動能量從妳的臍輪，也是道家所述「生氣之源」的丹田開始，氣下行會陰處（海底輪的位置）、尾脊後，順著脊椎、頸椎、後腦杓正中間的風府穴直上至百會穴，也就是頂輪的位置，吐氣時跟隨沉香的沉穩，先繞行至印堂處，即眉心輪的位置後，從眉心，順著人中、喉結、胸骨正中間、肚臍而下，歸至丹田，此為一呼一吸，一息的循環，感受能量由背部都脈而上，從身體前方任脈向下，隨著妳的感知和速度做幾次這樣的呼吸循環，自然而然的妳可以感受到能量在體內澎湃奔騰，也許一開始感受較明顯的是臍輪，也就是丹田處，特別的鼓脹，能量聚合，細細內觀，妳會發現這股奇特的韻香既然是同步引動妳體內七個脈輪擴展，觀照每一個脈輪能量的充沛飽滿，接著慢慢舉起妳的右手高於頭頂，指尖向下，在頂輪上方以順時鐘方向畫圓，大約三圈，不用刻意數數，順其自然就好，讓手慢慢向下畫圈游走過妳的眉心輪、喉輪、心輪、太陽神經叢輪、臍輪、海底輪，每個脈輪都停留一會兒，以順時鐘方向畫三個圈，記得，不用刻意數數，順其自然、感覺舒心卽可，然後再從海底輪逐一向上經過七個脈輪，持續以順時鐘方向在各脈輪畫三個圈，回到頂輪，此為一次循環，至少做三次，或三的倍數的次數。雙手放回大腿上，靜靜地感受全身和每一個脈輪的能量充足、飽滿，妳會發現從妳的身體輪廓向外有彩虹色層的光點一層層向四面八方照耀著，慢慢讓雙手擺出「右脈手印」，讓意識完全專注在身體右側，從呼吸、能量引導，從頭部到腳，完全只專注在身體右側能量的舒通，直到感覺右側能量變得純淨、輕盈，就可以慢慢的讓雙手分開，分開時仍維持無名指與拇指指尖接觸著，當雙手再次靠近，改以左手在上；右手在下，呈現「左脈手印」，現在則讓意識、呼吸、能量引導完全專注在身體左側，直到妳感受到身體左側的能量通暢且純淨、輕盈，就可以慢慢改以食指和拇指指尖接觸，左手在下置於太陽神經叢輪前方，右手掌心朝前方，現在妳體內與氣場的能量不但豐沛、光亮耀眼，更透過剛才舒通身體右側與左側的能量運轉，整個能量的循環令妳感到通體舒暢，讓身體的能量達到最完美的平衡，敞開所有的脈輪跟隨光的指引，沉靜在光中，成爲光。在這成爲光的當下，若妳願成爲奉獻光與愛的指引者，便可透過最後的「完全覺識手印」（雙手食指與拇指指尖接觸，其他手指自然靠攏伸直，右手舉至肩膀高度，掌心朝前，左手前臂與地面平行，手腕微壓讓掌心朝前）引入更多的光進入體內流轉，爲未來奉獻之路導入靈性智慧與心的力量，引領妳勇敢向前。

多采多姿的脈輪練習

在妳學會了七個脈輪的單一練習和同步練習後，如何讓妳的脈輪練習有多一點的變化，帶來靈性學習的樂趣和強化修鍊呢？

連續一周綠光心輪修鍊

心輪位於七個脈輪中間位置，連接著生命議題的下三個脈輪和靈性議題的上三個脈輪，是爲「愛」的中心，學習如何關照、愛惜自己，成爲改變生命與生活很重要的第一步。

七日心輪練習，讓綠光、愛包圍著妳，讓愛昇華，認識自己、轉化自己、接受自己，到喜歡自己。透過連續七日僅單一地專注的練習心輪，每天穿著代表心輪的綠色系服裝，多吃綠色的健康蔬食，減少肉類的攝取，或多以魚肉、雞肉等白肉取代紅肉，使妳的身、心被一起放空、輕盈且快樂，以最純淨、鮮活的綠色能量充滿生活的每一刻，持續七日的心輪綠光包圍全身及氣場，它會帶領妳感受在自己最溫柔的呵護氛圍中，細微不至地關照自己，查覺自身體內甚至是氣場能量不平衡的所在與問題，學習以愛無條件、無批判地全然接受每一個面向的自己，學習擁抱、撫慰、轉化內在的所有情緒、傷痛、幸福、壓抑和病痛，真誠且溫暖地重新審視核心所在，在持續一周的心輪練習後，妳會有更多的體悟、更明晰的心、更多面向的解析，去看待原有的事物，一切的困難與問題，似乎不再夾雜著那麼多的痛苦及憤恨，發現當妳以更平靜、安定的心去關照一切時，生命中的喜悅、生活中的快樂，自然地在妳眼前跳脫出來，此時的妳已經逐漸在轉化自己，將愛悄悄的注入在生命裏，此時的妳正被最飽滿、明亮的綠光環繞著，並將這份愛的喜悅自然而然的流露，傳播到家人、朋友、同事之間，正與他人分享著愛的能量。

淋浴淨化

當開始各種靈性學習之後，敏感體質者，總是會很容易的感受到身體或氣場上吸附到一些不舒服的能量，通常正向能量會吸引更多的正向能量靠近之外，妳的正向能量也會散發出一種溫和的能量，自然的親和力，吸引著他人不自覺的向妳靠攏，也因此更容易接觸到帶著較多負能量的人，使得更容易沾染到一些他人身體上或情緒上的負能量，也正因爲感知的敏銳，而明顯地感受到自身的不舒服。每天透過洗澡的淋浴，清潔身體的同時也爲自己來一場能量淨化，是最方便且有效率的方法。

洗淨身體後，讓水從頭頂沖下，想像沖下的水流如同一道潔淨的白光，藉由白光帶走全身能量上的雜質，如同洗淨全身的污垢般，透過想像讓這股能量不只從身體的表層進行淨化，也從頂輪處向內，從上而下流過每一個脈輪，沖洗掉體內的不舒服能量，讓多餘的一切都隨著水流而去，在妳的體內、身體及氣場上，只留下純粹、明亮的正向能量。

殊途同歸

接觸過多種不同的靈性學習後，體悟到各種法門，只是路徑不同，最終都是回到心裏眞正的家，回到內在最平靜的自己，不易被情緒所操控的自己，找回內在的喜悅與光彩，卽使未能到達天人合一的目標，也能成爲一個爲自在的快樂。

任何一種靈性的修鍊，都是在指引妳透過完全地放鬆，使自身的能量與四周、與天地共振時，忘卻肉身的存在，而感悟一切執念都無存在的必要，一切的執著都是枉然，都是虛空的，只有喜悅與慈悲吟繞四周，與天地合而爲一，感到自身的渺小卻也充滿著力量，秉持小愛聚集轉化爲無限愛的起源，共持正念、正氣，使喜悅、安樂常伴妳我。

所以卽使開啟的回家之路門扇不同，但最終的意念卻是大同小異，殊途同歸的，所以找到適合自己，喜歡且易有共鳴的方式，秉持著歡喜心、感恩心、慈悲心，都將回到內在最安定、平和的家。

脈輪冥想結合太極拳

太極拳是中華民族傳統武術，更是一門生活與生命的哲學，《易經》載「無極生太極，太極生兩儀，兩儀生四象，四象生八卦」，宇宙爲一太極，萬物各有一太極，人身亦爲一太極。太極由陰陽二氣相合而成，動靜之間，陰陽相濟互爲因果，循環不已，得其中和，適爲萬物之樞紐。行拳時講求體正心靜，神凝氣斂、意念專誠、氣沉體鬆等要點，貫串著陰陽、虛實、圓方、開合、剛柔、快慢等對立性質，這種意氣運動，統領著對稱、平衡、循環、槓桿的原則，是太極拳精華之所在。

陰陽調和、渾元一氣，於生理與心理處處平衡以達總平衡，平衡則能身體安舒，而脈輪練習追求的也是體內能量中心的平衡，合併練習脈輪與太極拳時毫無隔閡，且更有氣的流動與能量的共振加成效果。

每日早晨練習太極拳前，先靜心並擴展心輪，使能量充滿全身及氣場，藉此放鬆妳的身心，接著將能量從心輪向下、向上串連並暢通所有的脈輪能量（如果已學得七個以上脈輪者，非常建議全部都串連、開展），使妳成爲連結天與地之間的能量通道，放空肉體，只感受光的連結流通，使自己完全成爲光，之後再進行太極內氣修行與太極拳式的練習及收功，喚醒一天所需要的精、氣、神。

脈輪冥想結合穴位

兩千多年前，中華民族的老祖宗們就發現人體皮膚上佈滿許多特殊的感覺點，是人體經脈與絡脈上運行氣血的特殊點區部位，聯繫著體內臟腑，稱之爲「穴位」，學名爲「腧穴」，人體有許多的穴道，分佈在人體奇經8脈及12正經上的共有361個穴位，而另外有些不在經脈上，但對其刺激也能產生療效的穴位，則稱爲「經外奇穴」或「阿是穴」，傳統中醫學對穴道進行針灸或手法刺激，以達促進氣血循環、身體保健、疾病治療等效果。

人體中脈上七個主要能量中心——脈輪運作時，能量的頻率不斷向外擴張，除了與相近的內臟器官、內分泌腺體等共振外，也影響經絡氣血的運行，滲透至體表的穴位上，當脈輪能量開啟，持續向外擴大推展時，能量振波在人體的表面前後方碰觸到特定的定位點，形成脈輪在體表的特殊刺激點，即中醫穴位的位置，解述如下方表格：

脈輪	前方穴位	後方穴位
海底輪	曲骨穴	腰俞穴
臍輪	氣海穴	腰陽關穴
太陽神經叢輪	巨闕穴	脊中穴
心輪	膻中穴	靈台穴
喉輪	天突穴	大椎穴
眉心輪	印堂穴	風府穴
頂輪	百會穴	百會穴

脈輪冥想結合臼井靈氣

「靈氣」Reiki一詞為日文，是指宇宙的生命能量，由日本的臼井甕男先生於1922年在鞍馬山上感悟而創立的身心能量技術，發現當一個人進入安心立命的生命狀態，能夠維持身心的安定狀態，促進身體自我療癒能力的提升，後來以「按手療癒」（Hands On Healing）方式流世傳承，成為全世界廣為人知的能量療法。

靈氣療法所指的「靈」，非指靈學或神秘學的靈，而是代表一種存於大自然中的某種能量頻率，當身體保持在鬆空、無我的狀態下，匯集四周正向自然能量，使身體成為浩然之氣的通過，並保持能量純淨度，透過手掌觸碰輸出來療癒他人，帶動體內生命能量相互融合，促進身體或心理的療癒。脈輪冥想，同樣透過放鬆，使能量自七個中心擴展，影響附近的內臟器官、腺體及心理能量調整。

靈氣療癒必須向從自我療癒開始，累積足夠的經驗與認知後，定位個人療癒特色與能力，再為他人進行療癒服務。每一次的自我療癒都是重新調整、修復每一處能量，使其平衡，帶來健康，也是開啟自己與靈魂的重要相遇，學習愛的經驗，如果妳有曾經接受過靈氣點化，可以在進行脈輪冥想前，讓自己連結靈氣，並將靈氣注入七個脈輪後，再開始脈輪冥想靜心，讓宇宙的生命能量，協助妳開展更多精微共振與靈性感知。

脈輪冥想結合內在小孩

每個人從出生到現在，經歷過的所有好壞記憶、情感和經驗，都一一刻劃在生命裏，成長過程中不被滿足的愛與匱乏，情緒陰影的烙印，構成存在於內心深處的「內在小孩」，當妳靈性學習更加深層，會發現它甚至是跨越時空洪流的龐大記憶所累積起來。「內在小孩」使妳莫名的抗拒、排斥某些事物，或影響妳面對問題、待人接物的表現，這些表現可能顯而易見，或只是細枝末節的徵象，療癒「內在小孩」，便可以解除這些制約的影響，回歸到零、回歸到純淨靈性的狀態，更圓滿地解決所遭遇的問題。藉由探討內在小孩，學會向內傾聽自己、關愛自己、信任自己、轉化自己，進而療癒自己。

「Hooponopono荷歐波諾波諾」是古夏威夷基於和解、寬恕的替代療法，透過「謝謝你、我愛你、對不起、請原諒我」四句話來清理內在記憶根源，在療癒內在小孩過程中，用感恩、負責與寬恕的心陪伴著妳。

透過脈輪冥想，進入某段潛意識中的傷痕記憶，重新認知、瞭解問題根源及產生的影響，開啟內在靈性的智慧，並以荷歐波諾波諾四句話陪伴並關愛著內在小孩，透過轉念、支持與和解，解除制約的影響，讓人生更加美好，進而找回「眞正的自己」。

脈輪冥想結合手印

在東、西方各種手印出現在傳統儀式、宗教賜福舞步及圖像中，古印度典籍《譚崔經》、《手印經》及宗教經典與儀式中有大量手印描述，古印度人認爲每個人的身體就是個微觀宇宙，由火、風、空、地、水等五元素構成，而手足掌爲身體最末端，五個手指分別代別著五元素，來自四周的能量從頂輪進入身體，流經每個脈輪後，最後從手足掌流出身體，透過手印姿勢，可以調節體內五元素能量向外流出，藉以調節體內匱乏元素，增強停滯元素的流動，五元素的流動可使所有的脈輪能量活躍且保持完美平衡，進而獲得身心健康。

以現代科學角度，神經攜帶源自大腦的脈衝，通過身體器官，最終止於手掌及手指的特定一點，指尖爲人最密集的神經末梢區，而神經末梢與器官連接，透過手印調節神經脈衝的不規律，使器官運作更順暢。

手印的梵文名稱爲Mudra，意指帶來帶來內在本有的喜悅，透過特定手印，帶動某個脈輪的能量振動，也喚醒內在的正向精神品質，並藉由冥想更深刻且明顯的感知手印帶來的核心特質與身心影響。

本書的導引文中，帶入一些手印與脈輪冥想的結合，相信當妳親身體驗過，也會喜歡上手印，並讓它陪妳一起探索更精微的生命領域。

脈輪冥想結合曼陀羅彩繪

曼陀羅在梵文Mandala的本意是指「中心」、「輪圓」，指宗教或瑜伽修行時，所建造小土台壇城或道場，是修持能量的中心，後來也以繪圖方式製作，宗教的曼陀羅代表著宇宙模型，表達眞實宇宙的包羅萬象，融通內攝的禪圓，常用的圖形被引申爲「以圓形代表宇宙；以方形代表地球與人們存在的世界」，透過圖案和顏色的揮灑，展現輪圓向內走的意涵，找回宇宙智慧與心靈本質的相應連結，帶來舒壓與和緩的釋放，呈現宇宙奧義與精髓。時下常見的曼陀羅，則是中心爲圓，色彩繽紛、圖案複雜卻精細、結構嚴整，並以同心圓方式向外對稱擴散的圖形。

在古老的文明中「七」是很神奇的數字，聖經舊約中上帝用七天造出亞當，取亞當的第七根肋骨造出夏娃，人體有七個內分泌腺，皮膚有七層，佛教勸人爲善「救人一命勝造七級浮屠」、一周七天、農曆一個月爲七乘四天，光譜有七種顏色，而七個圓，即能結合成神聖幾何圖形「生命之花」，以最純粹、完美、和諧的圓形均勻間隔、重疊交叉，形成一個對稱的六邊形結構。生命之花出現在具六千年歷史埃及最古老的牆上，也在西藏、愛爾蘭、土耳其、希臘等國家的文物中找到它的蹤跡，生命之花代表著生命和宇宙的創造藍造圖，一切萬有的緣起。

Vrksa喜歡將曼陀羅、生命之花、脈輪及禪繞畫等原素結合，來進行一場心靈藝術。

準備好妳所需的材料，紙、圓規、著色用具。首先讓自己的心平靜下來，可以試著做幾分鐘呼吸冥想，當心安靜了，張開眼睛，從畫紙中間找個點，用圓規以同等半徑和圓周的交叉點，畫出同等完美的圓形，當一個置中、六個圍繞一圈的七個圓形完成，就能出現一朵最基本的生命之花圖形，妳可以就此進行下一步，也可以慢慢畫出無限多的圓滿與喜悅。完成生命之花的繪製後，再次閉上雙眼，進行一次七個脈輪連結、擴展的冥想，開啟宇宙、大地能量與內在靈性的連結，當妳完全成爲大地與宇宙間的能量通道，就可以緩緩張開眼睛，跟隨自己的直覺或參考禪繞畫圖卡，在生命之花的線條上或是線條交錯形成的區塊上，畫出專屬於這種當下妳的曼陀羅，可以用各種塗色用品直接來彩繪，如：色鉛筆、多色細簽字筆、水彩、壓克力顏料、粉彩筆等都行，繪畫曼陀羅沒有對與錯的問題，只需要直覺且自由地選擇任何顏色、圖形來表達內在的情緒和感覺，通過自由繪製完曼陀羅圖，畫完後對著畫作思考看看，尋找畫中圖案或線條對應那些脈輪，內觀當下精神品質、脈輪狀態和生命議題指引。

練習後可能有的疑問

Q：自己練習時無法記下那麼多的步驟怎麼辦？

A：其實不用記住那麼多細節，以重點記憶即可，如此才不會在進行練習時，一直以理性頭腦作爲指引。只需要知道要先擴展心輪的光充滿至氣場，再專注在那一個或那幾個脈輪，且將以什麼樣的情境來感受這次的冥想練習等要項，其他細部過程，隨之、順之輕鬆自在感受便好。

常有體驗過Vrksa帶領的靜心冥想者，表示很喜歡Vrksa感知的冥想情境，但只記重點練習，卻會錯過許多美好細節的體會。建議妳試試以念誦導引文字的錄音方式，來帶領妳進入每一個步驟、環節狀態，但必須說明的是，每個人都有專屬的聲音特質和頻率，不同的聲音，引發的共振自然也有所不同，這也是爲何有些靈性老師的課程特別吸引妳的原因，比如說當下的妳喜歡或需要體驗的靈性學習是結束後心可以平靜，這時，聲音讓妳感受非常平穩、安平的靈性老師，就會讓妳有個非常舒適的靈性旅程與學習。

Vrksa平常說話與帶領冥想時的聲調是不一樣的，書中自我簡介就有說明，爲自己取靈性名字的原因，就是區分以內在高我靈魂進行交流及以身體內的小我對談，這2種不同狀態的自己，相信很多靈性老師也是如此，進行冥想口述導引時，便是以內在靈魂的高我感知帶領，在這種狀態下更容易觸動彼此能量的共鳴。

Q：練習時感知到的一切到底是我的幻想還是靈性感知？

A：Vrksa初學脈輪的那幾年一直被這個問題困擾著，詢問過幾位靈性課程的帶領老師，也翻閱過許多相關書籍，得到的答案不外乎是「不要執著，知道就好」、「有雜念出現，就重新回到專注」，但這些答案，都無法解答練習時出現如電影般的畫面到底是幻想？是潛意識的壓抑或慾望？還是靈性的指引呢？在靈性知識尋求不得解答後，開始從科學論證的角度來理解，一步步化解理性心智的抵抗，如果妳也需要以科學角度來釐清能量運作的奧妙，建議妳可以從「量子學」、「振動醫學」等相關書籍或研究發表來著手，當理性疑惑解除，才能眞正開始面對「不執著」。首先要說明的是冥想靜坐時出現雜念和感知有何不同，當心智尚未平靜下來，依舊忙碌運轉，雜念自然出現，這時不需要刻意壓抑這些念頭，因爲當妳起心動念想與之抗衡，反而更焦燥不定，使身體無法放鬆，無形中成爲一種讓心平靜的障礙，此時只要將注意力投入指引中，或專注於某個焦點上，心自然能平靜下來，進入內在微細的感知、更寧靜的覺性中，而這些帶給妳愉悅的覺察，是最深處的本我，此時，即使雜念出現，妳的心依然被內在寧靜且喜樂狀態所吸引著，而雜念自然隨它來來去去，脫離理性心智的掌控，此時，妳心靈提升在一種純然的覺醒狀態中，完全敞開心面對覺察，不再糾結於幻想或是潛意識反射的思辨，僅專注體悟隱藏在生命本體深處更微妙的靈性面向。

Q：我很想練習冥想，但眞的抽不出時間來好好練習，還能透過什麼方法來放鬆身體，讓心安定下來呢？

A：靈性學習的重點在於「習慣性的關照自己身體眞正的需求」，所以除了每天作點靈性的功課都是必要的，妳不只可以冥想、打太極拳，妳也可以選擇好的食物、充足的睡眠與休息、爲自已安排適度的運動，讓美麗的生命能量每天都與妳的靈魂相見。

妳可以選擇這麼做：

一、向妳的內在神性臣服，自我認同且肯定，不斷爲妳的身體淨化、重生，保持豐盛且綿延不絕的生命能量，接著透過冥想，讓這股美麗的能量流入每一個細胞，帶著對「活著」的感激之情，並且讓這股能量更加強大，更多地流入每一個細胞。

二、早起散步，將感知完全放在妳的雙腳，讓它成爲當下妳靈魂的所在，感受每一個接觸、每個身體節構的運作，然後留意妳身體的平衡狀況、調正它（前後、左右、上下的平衡都需校準），感受妳步伐的韻律，欣賞妳現在走路的風格，優雅？飄逸？或穩健。

三、開啟妳的想像力，運用四周聚集來的各種顏色光彩編織成一件閃耀著光芒的斗篷，妳甚至可以祈請妳的守護靈來協助妳完成這件斗篷，披上這件斗篷，戴上斗篷的帽子，讓妳從頭到腳都被斗篷包圍著，展開雙臂，手心向上，引入更多的高頻能量來到妳的斗篷內。當妳感到心慌、不安時，就用這件斗篷罩住自已，妳會在能量之中慢慢地沉靜下來。

四、將妳的雙手貼在心輪上，擴展愛與慈悲的能量，讓它流入雙手，接著透過妳的雙手輕柔且緩慢地滑過妳可以觸碰到的皮膚表層，透過輕柔的觸碰，將雙手的能量透過每一個毛細孔送入體內，需要能量支持的部位，就多做幾次。然後緩慢而溫柔地輕輕敲打妳的肩膀，排除肩上多餘的負擔、壓力與緊繃，並透過從肩膀向指尖滑動的動作，將它排除、釋放。然後再換另一邊的肩膀。

五、眞的沒時間，也要從美好的早晨開始。用心的觀賞一株植物，也許是一棵樹，也許是一束花，也許是一片葉子，用心的感受植物內、外，每一個細胞的能量運作，看到它發光的生命力，欣賞它！稱讚它！妳愈欣賞它、稱讚它，妳的體內同時也能感受到更多的愛與能量。最後，謝謝它！

Q：靜坐冥想時老是睡著，怎麼辦？

A：提出這種疑問也許是妳曾聽過一種說法，靜坐冥想時絕對不能睡著。但妳可曾聽過，一位隱居修女聖女小德蘭，經常在禱告時打瞌睡，就曾以醫師在爲病人動手術前，都會讓病人先睡著來譬喻，當神正爲妳療癒時也是如此。當妳秉持眞誠的心來進行冥想練習，仍抵抗不了身體的疲累而睡著時，就安心地讓自己好好休息一會兒，睡眠正是此刻的妳所需要的深層療癒方式，讓妳的疲累得以消散，補充體力、精神氣爽後，再來進行冥想。但同時要注意的是，不要讓自己養成冥想時睡著的習慣，身體透過不斷的實務經驗累積，久而成自然，習慣則養成，一旦此習慣養成，就無法好好體會冥想的放鬆和感知，這是非常可惜的。

Q：什麼是「高頻能量」？什麼是「低頻能量」？

A：如果妳還掙扎著不知如何相信冥想帶來的能量運轉，可以借幾本量子能量療癒的書看看。Vrksa的感知是將能量分為「體內」與「體外」。

「體內」的高頻能量流動時，不論是否感知到光感，妳都可以很容易的感受到放鬆、舒緩，透過不斷的練習，慢慢的探知到更多，安心、自在、喜樂、平和，但最重要的是，透過冥想，讓自已的身體好好休息一會兒，妳的呼吸慢下來了，神經、肌肉都放鬆下來了，整個體內的運轉流動更完整了，然後帶著平靜的心回到生活中。當妳的心不平靜了，就要透過冥想，放鬆、平靜，反覆久了，自然就最有更多的體悟，回到空無（先不多談，持續的走在回家的路上就會遇到這個功課的，只要專注在這階段的學習。）體內的低頻能量，自然體內流動就不順暢了，感到壓抑、不舒服，甚至是酸、疼痛，它與妳的情緒之間的互動明顯，易怒、煩燥、擔憂、沒有生命的動力，就像哈利波特裏的催狂魔，吸食快樂，讓妳感到抑鬱與絕望，比較有光感的妳，可以看到像黑霧般的狀態停留在那個身體部位或氣場上。該怎麼做，最簡單的方式，用妳的愛包圍它！

「體外」的低頻能量接近妳時，妳會打從心底的抗拒，感受寒意、陰暗、匱乏、危機警示大作，此時，迅速加強妳的保護罩，用意念讓低頻能量阻隔在保護罩之外，才不會讓妳們之間的能量開始互動，使妳的能量品質低落。當好的能量注入時，高頻能量帶給妳的是安定、力量、自信、生命力、啟發、富足、圓滿，透過能量間的振盪，提升體內能量的頻率與品質，振去體內低頻能量，像裝上了勁量電池的小兔子，充滿光、充滿愛，慢慢地讓妳的愛昇華爲慈悲，「富足自己，分享自己」。

一切的能量好與壞，用內心感受、辨識。Vrksa在學習一階靈氣後，某天早晨的練習，連結靈氣，眼前出現一片的濃密的烏黑，當時學習的認知「黑就是濁氣」，立刻停止練習。中午再次練習時，連結靈氣還是烏黑一片，但這時的我體悟到四周能量是平和，心的恐懼慢慢沉靜下來，接著彩虹光流入靈氣（通常是金光或銀白光）融合一起，體驗了一次彩虹光的靈氣療癒，後來翻找資料，大天使烏列爾正是一位全身穿著像巫師般，以彩虹光進行療癒的上師。

在體內的烏黑之氣是要被清除的，但外來的能量要用心去感受，有時外來的能量協助妳療癒，會先打亂後再調和，有時外來的低階能量會引誘妳偏離正確的回家之路，而妳唯一要做的就是時時觀照自己，妳明淨的心湖，像鏡面映照出一切的眞實。

學伴心得分享

找回自己的靈性學習之路——翁慧娟

啟程

和Vrksa在理性世界中的同事關係已有數年之久，在參與脈輪學習前，我們之間甚少有靈性的交流與互動，僅止於知道彼此在能量的學習上有不同的接觸。2019年九月因爲健康因素我休養近半年的時間，由於和Vrksa在工作上有業務的往來須向她告假，她看到信件後回覆我不要掛心工作的事，安心休養，等我歸隊。在同年十二月的信件聯繫中她邀約我加入太極和脈輪的學習之旅，當下的心情是感動，因爲從字裡行間就可感受到Vrksa傳來的關心與體會到自己存在的價值。記得當時我回覆她說：「我對學習太極有興趣，待上班後會再聯繫負責的同仁」，而對於脈輪則是直接跳過沒有任何回應，因爲脈輪在當時對我而言就是沒有fu。

重返職場的前半年，Vrksa不時捎來脈輪的練習活動鼓勵我參加，但因爲自己害怕別人的眼光與問候，所以內心不時會上演小劇場，導致把自己盡量封閉起來，因爲那是我能得到安全感的最好方法，或許這也是我一直拒絕Vrksa學習脈輪的理由吧！之後因爲疫情爆發，開始分流上班，在一次偶遇時Vrksa告訴我，她可以爲我安排個人練習時間和空間，我想我是被Vrksa那股溫柔的關懷和永不放棄的愛感動了，終於在2020年五月進行了脈輪練習的初體驗。

第一次的練習是從心輪開始，聽著Vrksa指導語配合著音樂，調整著呼吸，前面幾分鐘的呼吸並不流暢，心情也無法馬上放鬆，腦中不時出現雜念，但隨著Vrksa的指引慢慢進入冥想和能量的調整，大約半小時的練習感受了一小段的靜心時光。自此之後，幾乎每周固定和Vrksa進行一次的脈輪練習；在家也安排獨處小時光，讓自己能固定做靜心功課，若遇到問題也會和她分享或請益，熱心的Vrksa總是能給我適時的指引。半年後，Vrksa鼓勵我參加每周的團練，讓我體會團練時光團能量和個人練習的不同。這時，不想跨出心裡那道檻的自己又掙扎了。相處一段時間，Vrksa或多或少都知曉我的躊躇個性，她不厭其煩以不施加壓力的方式讓我了解加入光團的原因，靜待我自己卸下心防願意走入團體，並貼心的安排我在練習時坐在她旁邊，她告訴我坐在她身邊的能量是最飽滿的，很適合初學者，她會在身邊陪我、照看著我，讓我安心。感謝自己最終有邁出那一步，決定走入團體。

猶記得第一次參加團練心中仍不免此忐忑不安，雖然團體的伙伴都是認識的同事，但就僅止於公事上的互動，此刻要來進行心靈上的交流，感覺好彆扭哦！事後回想，眞的是多想了，在那約莫一小時中，其實就是把時間和空間交給自己的心，藉由團體散發和分享的能量去感受自己的內心，愛自己也愛伙伴。我還清楚的記得Vrksa在帶指導語時提到：「你有多久沒有好好愛自己了？」，當下我眼淚差點奪眶而出，但因爲礙於團練，我的理智立刻提醒我有其他人在現場，所以我不能哭，因爲哭了好丟臉的。事後和Vrksa提到此情況，她說，她有感受到團體有人想哭，原來是我啊！她告訴我，想哭就哭，不用壓抑自己的情緒，不用在乎別人的眼光，她有時在練習時也是大哭一場，那就是將自己積壓在心中己久的情緒釋放出來的好時機啊！

我們這個光團在Vrksa的帶領下，每周都有令人期待的練習主題，伙伴彼此間充滿著愛、支持和分享的能量，從最初還是會帶著放不下，有點畏懼的心，到後來每次都很珍惜團練的美好自在時光，因爲在那當下的時光可以安心的做自己、卸除一天的疲憊，享受和自己對話的靜心和冥想時光，在那個當下我可以笑、可以哭、遇到問題時也能問，這都要謝謝Vrksa和伙伴們。

身的訊息、心的呼喚

在接觸靈性活動之前的我，或許和很多人一樣都有著家庭、工作或經濟等方面的困擾，在處理這些壓力或問題時通常是沒有照顧或安撫好自己的情緒，因此縱使身心俱累，還是咬緊牙關，選擇不說或獨自渡過難關。現在回想起來我真的好殘忍的在對待自己，因爲我甚少停留下來好好感受自己的感受、和我的心好好對話、我吝嗇給予我自己獨處的時間，我因爲忙而盲，於是身體向我抗議了，訊息傳來不只一次，但我選擇忽視，忽視再忽視。視表面上的好爲健康，其實心早已迷失許久。

我相信上天是愛我的、心疼我的，我也相信心存善念、常行善行是有福報的，突如其來的健康狀況，讓我不得不重新省思，我怎麼了？爲什麼我會生病？爲什麼生活中的某些關係會愈來愈疏離？

但其實靈性之路的接引一直都在，回想起我生命歷程中靈性的學習在不同的階段有不同的指引者帶領著我。研究所碩士班學習壓力的積壓下，造成我後肩、後背疼痛難以入眠，甚至是手指無法動彈，學姐帶我去參加了阿南達瑪珈的瑜珈課程，讓我接觸了以人和心靈合一的瑜珈，唯有心靜，配合著呼吸的律動，自然能在動靜之中找到一種平衡與和諧。但當時的我僅止於肉體和精神上的放鬆，特別是身體上的放鬆，但我並沒有理解到眞正需要的是要有和自己身心對話的時光、和自己身心獨處的時間，以致於到後來就業後有緣學習到自發功，透過動功來放鬆自己，但學習的結果都是一樣，欠缺的是持之以恆，與被理性生活中的繁瑣事物所羈絆住，或者說是自己想藉由某些事來逃避不想面對的問題。

但訊息會以不同的方式來提醒你，呈現在生活中，當你不理會它，它會由小變大，由隱形到具體，也會派不同的人來指引你，只是你的心和眼是否願意敞開接納它的到來，換一種方式說，願不願意接下這個功課，去正視它，面對它。對我來說，固定參與脈輪的練習活動是眞正開啟我靈性學習道路的重要里程碑。

靜心之路

關於身心靈的學習，不論是學習太極、脈輪、氣功或是其他能量、我自己的感受是要遇到您喜歡和適合的老師，而這種感受是自己會有一種直覺，當彼此磁場、氣場是融洽時，在練習的當下體會到的是安心、放心，能將自己完全交付在練習時的當下，我想那就是適合自己的學習情境。

這兩年多來我的體悟是身是肉體，透過太極來鍛練它，使它更爲強壯；心是內在的觀照，藉由脈輪的練習來關愛自己；靈則能量體，能量的展現，結合內靜與外動，讓自己身心能量充足飽滿。另外，練習脈輪時搭配音樂和精油的使用，也能夠體會到不同的冥想或能量流動。偶爾進行空間的清理，學習斷捨離都是協助我走向靜心道路的好方法。

在練習脈輪的過程中，有時會有一些不同的變化，我曾經在某段時間迷失在所謂的感知能力中，誤以爲那是一種美好的能力。在這過程中，Vrksa告訴我重點是專注在自我，我要回到平靜，平衡，能量才能恢復，才能眞正獲得休息。

在學習脈輪的過程中，我發現找回平靜是找回自己很重要的功課，靜心才能回歸自我。至於平衡也是很重要，關係的修復，不論是夫妻、親子，包含我自己和孩子、孩子和父親、我和父母、手足、公婆等關係需經過修復、和解，這過程中我意識到和解是對自己和解，才能回歸到平衡的狀態，當然，這說起來容易，做起來可是常常和自己內心產生衝突。

身體也一樣，過去過度的使用，忽略它發送出來的訊息，所以終有一日它抗議了，各種不適的症狀一一體現，當你正視它，重新出發願意愛他，傾聽他，並等他修復，那才能漸漸回到平衡。

重心出發——相信、實踐與持之以恆的重要

剛接觸脈輪最大的挑戰在於心無法安定，一堆想法和念頭總是會在練習時跳出來，後來我告訴自己就把當下的時間留給靈性的自己，暫時放下理性的世界，並且全然的相信與接受，透過勤加的練習和自己對話，在Vrksa的帶領下和光團的伙伴互動，平時做好功課，其實都會看到自己的進步。

在練習的過程中，又或者說在做功課的歷程中會有不同的關卡在等著你，這些關卡或許是常發生在你生活中的問題，你不去面對或找出解決的方法，他就會一直重複出現。

記得虹彩炎眼睛不舒服的那一個月，身體因爲服用類固醇不舒服，但我仍勤加練習脈輪，有兩個星期我發現自己的氣場防護提升，會自動避開不適合的人，而且在文字或是言語的表達上都是口出良言，帶著幽默，文思泉湧，也樂於分享，那時的我肉體是不適，但精神層面卻是額外的富有和充滿喜悅、安定和富

足，這就是Vrksa提到的悅自心中來的眞義。我感受到一個完全不一樣的我，家人也感受到了我的改變，不需要再奢求他人對自己的認可，而是他人主動感受到了你的轉變。

在這兩年的身心靈調整過程，也感謝同事的陪伴與傾聽，願意從心理諮商的專業角度或分享自己的人生經驗來協助我重新認識自己、接受自己、關照自己。我也感謝自己願意接下這些生命歷程中的功課，願意接納不同的聲音，讓自己更有彈性更柔軟，重新調整自己的思維、表達方式和如何看待自己的方式，因爲這條路走起來並不容易，在你原以爲事情漸入佳境的當下，其時不同的關卡抑或是重複困擾你的問題會不斷的出現，有時好想放棄、也會出現好痛苦或鬼打牆的窘境，甚至會埋怨我已經這麼努力了，爲什麼身邊的人卻不改變或是沒有感受呢？記得參加阿喀許老師的手印課程時，他說我是一個喜歡付出愛也祈求得到愛的人，當無法得到愛時，就會感到疲累或心痛，以致於自己的身心承受過多的負能量而生病了。

我的書寫以往都是著重在學術上的研究，自從接觸靈性學習後，Vrksa邀約我寫下練習紀錄，目的在分享，希望有興趣從事靈性學習的人能減少些學習過程的磨難或是迷茫，在這條學習的道路上有時不免會因爲被理性世界的事而捆綁住又重回到過去的那個我，但在接觸靈性學習後，面對這些狀況時我比較能安定下來，傾聽自己的心，和自己說話。

在我找回自己的過程中，雖然遇到的關卡還眞不少，但幸福和幸運的我身邊總是會有白天使前來相助，理性世界的心靈導師從理性的角度提供我專業的知識或是生活中的經驗，點出我的盲點；靈性世界的老師Vrksa帶領著我透過靜坐冥想的方式，關照自己的心靈。但重點就如他們所言，這些改變都是要自己願意有所行動，願意調整思維，願意重新好好觀照自己，縱使是條艱辛的路，我還是沒有放棄，願意選擇相信，再走下去。

大雪山靜心之旅——邱小鳳

Vrksa：2022年十月，帶領著光團的伙伴進行「大雪山森林國家遊樂區」兩天一夜的靜心之旅，在這次的旅程中，安排了幾場靜心冥想，伙伴們特別喜愛「連結神木與大地之母冥想」和在森林中「七脈輪連結大樹冥想」，以及晚上時間在房間進行的「光之旅程——寂靜之室」、「脈輪——心輪冥想」、「玫瑰原精之精油冥想」，在這次的旅程中，讓心回歸山林的純淨，自然的坦開身心，與之合一，得到放鬆和能量的補充，然後帶著十足的力量與動力回到生活中回到向大自然學習，學習無私、學習順應自然、學習踏實和堅強，感恩自己和一切的存在，喜樂與安定便油然而生。身在山林，成爲山林，享受駐足於天地之間的雄偉、順遂自然、新生與回饋，將妳與祂的連結，深深刻印在內心裏，這股溫暖便會常駐於妳心。

小鳳靜心之旅：這趟大雪山能量體驗之行，行前一波三折，最後圓滿完成，收穫滿滿，感謝大家的堅持，給我兩天豐盛的身心靈體驗，眞的好想要無限次的複製這樣的美好。

站在樹下，感覺自己既渺小且卑微；站在樹冠邊，眼睛沿著樹根，樹幹往上看，感覺看不到樹尖，看不到天際的盡頭；用心貼近大樹，感覺到大樹的呼吸平穩而緩慢；慢慢地讓自己的呼吸跟上節律與大樹同步，吸入滿滿的芬多精；接著，慢慢地啟動脈輪，感覺自己融入了大樹，成爲他的一份子，他的呼吸就是我的呼吸，清新，輕盈，自然；是的，我就是樹，我的根牢牢的扎入地底，根系像八卦般開展，正不斷地吸吮著大地的養分，穩定而自信；因爲感受到大地滋潤，盈滿且無私的愛，於是，我祈求成爲她的一份子，成爲一座山，成爲一片土地，我請她爲我注入能量，我願意用我身上的能量滋養萬物，我願意承載他們的生老病死，我願意感受他們的悲傷與沮喪，我願意用我的愛與能量讓他們重生，我希望他們因爲我的滋養而生生不息；作爲土地，我，只需要安靜的，自然的，無私的存在，萬物會成爲我的活力，會成就我此生的任務；接著，我把心更舒張開來，接收來自宇宙的銀白光與能量，在連結的同時，感覺全身變成透明的能量場，安定且自在；此時，很明確的接收到大地的回應，她說，我願意接納妳，讓你成為我的一份子，是的，妳就是山，妳就是樹，妳就是溪流，妳也是小草，妳本來就是宇宙的一份子，因為這樣的接納，我充滿感恩。

自然之美，渾然天成；大地之愛，豐碩富足；在日月星辰間，在森林間，在樹梢間；也在雲裡，霧裡，露珠裡，只要你駐足留意，他們就會進入你心裡，並且留下溫暖的信息。

七個脈輪彙整簡表

脈輪	身體前方對應中脈位置	守護大天使	精油
海底輪	會陰部，即尾椎與恥骨的中間處	加百列	廣藿香、安息香、岩蘭草、薑、沒藥、花梨木
臍輪	肚臍下方三吋四指處	加百列	伊蘭、快樂鼠尾草、大西洋雪松、茉莉、橙花、紅桔、甜茴香、葡萄柚
太陽神經叢輪	胸骨底部，胸骨下四指處	烏列爾	檸檬香茅、羅馬洋甘菊、甜橙、野馬鬱蘭、葡萄柚、羅勒、黑胡椒、胡蘿蔔籽
心輪	乳頭連成一線正中央，即心窩處	夏彌爾	佛手柑、玫瑰原精、天竺葵、萊姆、玫瑰草、香蜂草、苦橙葉、花梨木
喉輪	脖子與鎖骨間的凹陷處	麥可	玫瑰草、綠花白千層、茶樹、冷杉、藍膠尤加利、澳洲尤加利、歐洲赤松
眉心輪	兩眉心之間	拉斐爾	迷迭香、胡椒薄荷、永久花、西洋蓍草、肉桂、冬青、月桂、羅漢柏、月桃、檸檬、醒目薰衣草、穗花薰衣草
頂輪	頭頂中心	約斐爾	高地薰衣草、乳香、檀香、橙花、丁香、牛膝草、甜馬鬱蘭、狀頭薰衣草、真正薰衣草、穗甘松

7日心輪冥想練習紀錄表

日數	身體輕活	心靈愉悅
第1日 /	o穿著綠色系衣服 o多吃天然蔬果 o白肉取代紅肉	o放鬆 o平靜 o舒暢 o安然 o愉悅 o關照自己
第2日 /	o穿著綠色系衣服 o多吃天然蔬果 o白肉取代紅肉	o放鬆 o平靜 o舒暢 o安然 o愉悅 o關照自己
第3日 /	o穿著綠色系衣服 o多吃天然蔬果 o白肉取代紅肉	o放鬆 o平靜 o舒暢 o安然 o愉悅 o關照自己
第4日 /	o穿著綠色系衣服 o多吃天然蔬果 o白肉取代紅肉	o平靜 o釋放 o安定 o喜樂 o寬恕 o喜歡自己
第5日 /	o穿著綠色系衣服 o多吃天然蔬果 o白肉取代紅肉	o平靜 o釋放 o安定 o喜樂 o寬恕 o喜歡自己
第6日 /	o穿著綠色系衣服 o多吃天然蔬果 o白肉取代紅肉	o平靜 o釋放 o安定 o喜樂 o寬恕 o喜歡自己
第7日 /	o穿著綠色系衣服 o多吃天然蔬果 o白肉取代紅肉	o平和 o安在 o慈悲 o和諧 o分享 o接納自己

12脈輪簡表

排序	脈輪	色彩	生命課題	相近位置
1	海底輪	紅	生存安全感	會陰
2	臍輪	橘	人際關係	丹田
3	太陽神經叢輪	黃	發展自我	胸骨下緣
4	心輪	綠	自我接納、同理他人	胸中中央
5	喉輪	淡藍	真誠選擇	喉結下方
6	眉心輪	靛藍	事物本質	眉心間
7	頂輪	紫	活在當下	頭頂正中
8	生殖輪	粉紅	生命延續	生殖器官
9	地球之星脈輪	灰黑	大地合一	地球中心
10	業力輪	紫白	累世因果	觸碰頂輪
11	星系門戶之星脈輪	銀白	清明聖潔	頭頂上方約15公分
12	宇宙之星脈輪	金黃	神聖智慧	頭頂上方約45公分

國家圖書館出版品預行編目資料

悅自心中來：自學冥想必讀手冊 40個完整脈輪冥想練習導引／Vrksa薇莎著. --初版.--臺中市：白象文化事業有限公司，2023.12
面； 公分
ISBN 978-626-364-136-5（平裝）
1.CST: 另類療法 2.CST: 心靈療法
418.995 112016040

悅自心中來：
自學冥想必讀手冊 40個完整脈輪冥想練習導引

作　　者　Vrksa薇莎
校　　對　Vrksa薇莎
發 行 人　張輝潭
出版發行　白象文化事業有限公司
412台中市大里區科技路1號8樓之2（台中軟體園區）
出版專線：（04）2496-5995　傳真：（04）2496-9901
401台中市東區和平街228巷44號（經銷部）
購書專線：（04）2220-8589　傳真：（04）2220-8505
專案主編　李婕
出版編印　林榮威、陳逸儒、黃麗穎、水邊、陳媁婷、李婕、林金郎
設計創意　張禮南、何佳諠
經紀企劃　張輝潭、徐錦淳、林尉儒、張馨方
經銷推廣　李莉吟、莊博亞、劉育姍、林政泓
行銷宣傳　黃姿虹、沈若瑜
營運管理　曾千熏、羅禎琳
印　　刷　基盛印刷工場
初版一刷　2023年12月
定　　價　280元